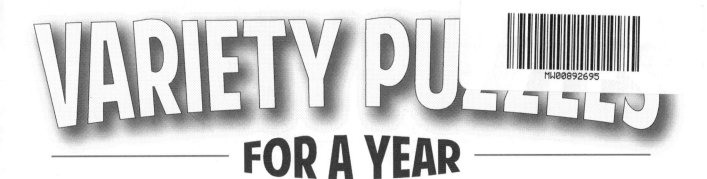

VARIETY PUZZLES

FOR A YEAR

365+1 PUZZLES

UNLEASH THE POWER OF DISCIPLINE WITH THE HEALTHY HABIT OF A DAILY PUZZLE

WORD SEARCH   **SUDOKU**   **MAZE**   **WORDSNAKE**
WORDSCRAMBLE   **KAKURO**   **WORDOKU**   **PONTOON**

Embrace the challenge of a mini healy habit a day: a simple puzzle.

This off-screen activity will stimulate your

Memory,
Patience,
Satisfaction,
Self-esteem,
Logical skills,
Concentration,
Brain dexterity,
Mathematical skills,
General knowledge, etc...

All that with the fundamental element: FUN.

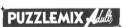

PUZZLEMIX is a brand of books that mix engaging and relaxing puzzles, games, and activities for all ages.

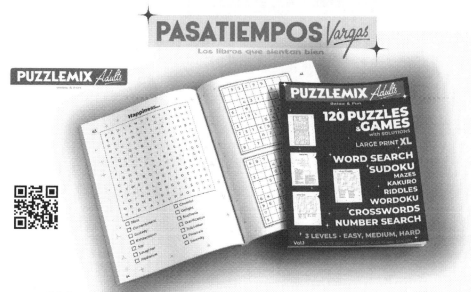

We make books that make you feel good.
For all the members of the family.

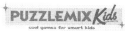

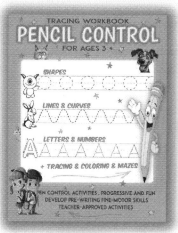

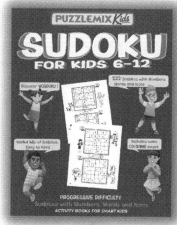

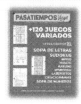

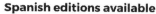

Spanish editions available

THANK YOU FOR TRUSTING PUZZLEMIX BOOKS

Online stores are like a jungle where it is very difficult to get noticed.
So thank you, really.
We strive to offer fun, enjoyable, original and interesting puzzle books and deeply wish
you hours of fun and relax and hope you will enjoy this book.

If you have any comment, suggestion, feedback, you can contact us here:
info@puzzlemixbooks.com and Enter our Newsletter and receive free bonus games.

@puzzlemixbooks

Please check www.puzzlemixbooks.com

INSTRUCTIONS

SUDOKU
Fill a 9x9 grid with numbers 1-9 so that each row, column, and 3x3 box contains all numbers 1-9 without repetition.

WORDSEARCH
Find a list of words hidden within a grid of letters. They can be written horizontally, vertically, or diagonally, from left to right, or right to left.

WORDOKU
A fusion of Sudoku and word search, where the 9x9 grid contains letters instead of numbers. Each row, column, and 3x3 box must contain all letters of a word without repetition.

PONTOON / 21
Pontoon is a variation of Black Jack. You have to choose where the given numbers go into the grid to add up to 21, vertically and horizontally.

WORDSNAKE
Locate the provided words on the grid by joining their letters. From the first letter of the word you must find the next letter to continue the path either up, down, left or right. Words that need to be found can twist and turn in any direction.

WORDSCRAMBLE
Words's letters have been scrambled. Rearrange the letters to form the actual word.

KAKURO
Fill a grid with numbers by using the sums of numbers in the boxes as clues. Each row and column must contain unique numbers that add up to the sum given for that row or column.

MAZE
One way in, one way out. There is only one way.

Let's Go, your turn. ENJOY!

Thank you for sharing your opinion on Amazon

Your opinion is very important to us.

Word Search #1

```
K  Z  B  G  T  J  J  R  C  T  D  Z  X  F  M
I  P  W  Y  A  S  R  J  U  U  R  G  E  N  T
U  S  P  I  W  L  M  C  W  B  Z  H  B  V  C
L  R  R  E  I  B  Y  S  F  K  B  H  I  C  N
F  T  I  C  M  Q  B  V  E  F  C  L  P  I  E
A  T  N  O  Z  R  N  M  E  C  I  E  L  G
T  E  G  C  Z  C  T  B  Q  S  M  P  T  B  Y
P  C  E  T  C  A  R  T  K  I  N  E  K  U  K
J  S  D  X  M  E  J  R  L  K  Q  D  D  P  R
P  E  I  B  R  F  S  L  P  R  O  U  D  P  E
S  A  A  R  G  O  R  W  K  O  C  N  B  E  P
N  N  R  E  T  R  O  A  O  A  W  B  K  E  Z
O  F  F  I  C  E  X  S  C  R  L  M  U  L  C
X  T  R  O  O  P  S  O  T  S  B  L  A  S  W
E  R  A  O  J  E  W  E  L  S  S  S  B  A  M
```

Word list:

- ☐ ASLEEP
- ☐ JEWELS
- ☐ PENCIL
- ☐ PROUD
- ☐ RINGED
- ☐ RUBBLE
- ☐ SEEMED
- ☐ TROOPS
- ☐ BROWSE
- ☐ OFFICE
- ☐ PERKY
- ☐ PUBLIC
- ☐ ROOST
- ☐ SCARF
- ☐ TRACT
- ☐ URGENT

Sudoku #2

3	7		4		9		1	
		5	1	7		3	6	
5	1	6	2		8	7		4
		5		6		4		
1	9	2	8		5		7	
	4	7		2	3	9	8	5
9	8	1			4	6	7
	6	3		9		1		8
	5	4	6	8	1	3	2	

EASY

Sudoku #3

		9	5		8	7	2	
4	7			6	1	5		9
3	2	5			9	6		
	5	2	4	1	3	8		
	9		6	8		3	5	
		6	9	5		1		2
5	6	7		4	9			3
	4	3	8	7	5	2	6	
2	8		9			4	7	5

EASY

#4 — MEDIUM

	9		7	8		2	5	1
7			5	1				4
5	1	6		3				8
		9		5				3
	3		1		7	4		6
6	8		3	4	2	5	7	
			8	7				
1	6				3		4	
8			6	1	9			7

#5 — EASY

```
L H I C D        G E D U I

A E P R A P      R O T F S E F

I R O M R R      I Y U L T E Q

I C H H W        F C T S A

E T P C E X      I L C L H Y
```

#6 — EASY

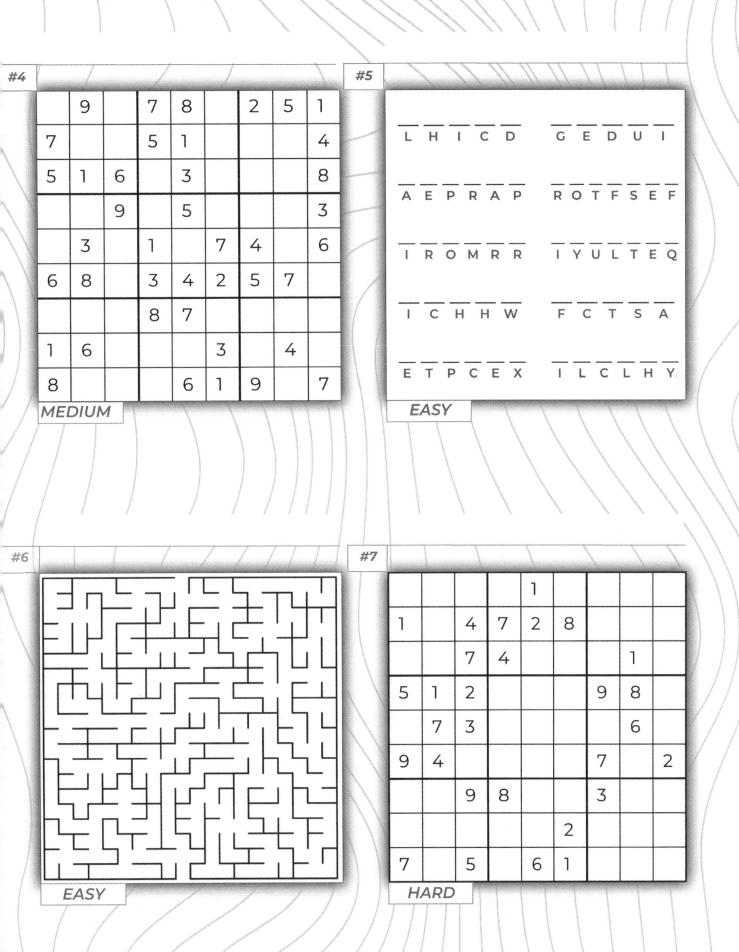

#7 — HARD

			1					
1		4	7	2	8			
		7	4				1	
5	1	2				9	8	
	7	3					6	
9	4					7		2
		9	8			3		
				2				
7		5		6	1			

```
U  T  U  R  V  A  E  L  P  E
A  R  O  T  E  S  R  A  U  R
O  D  A  L  S  D  H  E  Y  K
D  E  D  E  Y  I  L  H  M  P
U  S  S  S  H  C  U  S  G  Z
M  I  S  F  H  F  O  R  T  D
A  T  R  E  E  D  Y  C  Y  S
D  T  G  O  N  G  H  M  J  T
R  V  S  O  E  R  C  V  T  X
P  I  F  V  H  B  T  G  V  J
```

- ☐ AMUSED
- ☐ GREEDY
- ☐ LUCID
- ☐ ROADS
- ☐ SOONER
- ☐ FORTY
- ☐ LEAVES
- ☐ PERKY
- ☐ SHEARS
- ☐ TURTLE

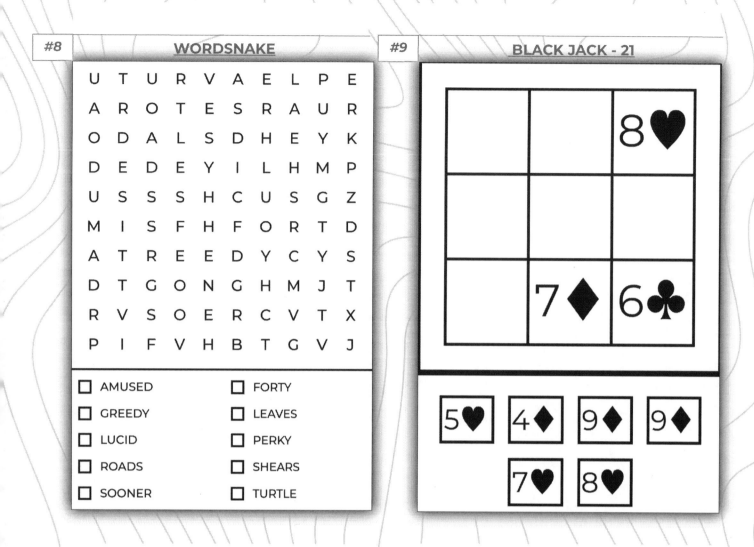

BLACK JACK grid: 8♥, 7♦, 6♣

Cards: 5♥ 4♦ 9♦ 9♦ 7♥ 8♥

1			2	3	7	4	6	
	3	4	5	8		1	9	
		7			9	2	8	3
		5	7		8	6	2	9
	7	1	9			3	4	
		8		6			7	
	1	2	8	9	3	7		
	9	3	6	2	5	8	1	
8		6	4	7	1	9	3	

EASY

J		R	O	I	A	T	
		M	Y	R	J	O	
M	A	O	I		T	R	Y
	J	Y	R	A			I
		M			O	Y	
	O	A			I	M	
	T		Y	M			
R	M	J			Y	I	T

MAJORITY

EASY

- [ ] ANGEL
- [ ] CARGO
- [ ] COMING
- [ ] FERRET
- [ ] GUIDE
- [ ] OBESE
- [ ] SEARCH
- [ ] SOONER
- [ ] TRYING
- [ ] WINTER
- [ ] BANKS
- [ ] CHILL
- [ ] EAGER
- [ ] FRUIT
- [ ] MOVING
- [ ] QUITE
- [ ] SHOULD
- [ ] STAND
- [ ] WATCH
- [ ] WOMEN

```
J C T Q D E K E P D C M J P G
G N E C B V A X Z H L J F N B
C A R G O G S O I S F U I Q Z
R A R U E W O L Q C T Y O Z K
R E E R A P L A W R R A S H D
T G F W O M E N L T E K N E S
G Z W R D V T L X S N N A D B
I U G A U A W G E A I N O V I
R Y I Z T I Z N B G G P G O D
P E W D N C T I S S N I T W S
K S Z T E H H M J E M A D X L
V K E C A D G O U A N K J O V
P R U C B T S C N R E T I U Q
J K L M O V I N G C E E H E J
M E S E B O W D E H D J V J L
```

3	7	8	5	9			2	
				8	3			
6				3			7	
			7	1	9	6		
1	9		8	4	3			
	3	7	6			4	9	
		1	4		7		3	2
7	4	3	9		5	8		
	8	2			6	1		5

MEDIUM

					6		3	
	4			1				
8		3						7
	7		6		2		4	
	2		8					
3	8		5	9			2	
			4					1
4	3							2
		1		7	3	4	8	5

HARD

#15 Word Search

```
I D L U O H G H T N A I G A O
T T H U D G P H N F R N Y I E
H M T E M U I G V E I C D T R
G J P L G K K E G A E J D R Z
U D E T A T S A H Y E K R U T
O L M N C R E C G G A B B F G
S C U E O C A L L E D R R U G
N H I G Q K Q N G O I M Q M
F M M A K Q A G Y K D M D F K
E A U Z T E P B E A Y P P Z X
J N C L Y W A N Y L A W F O T
T K I T Z B T K J I B I H Z W
W U J V I V H V N T E M D S L
B S J H I O Y T O S H E U D V
W T V A T D N K N I H T S H Z
```

- ☐ ACTION   ☐ APATHY
- ☐ BROKEN   ☐ BUILT
- ☐ CALLED   ☐ CHAIN
- ☐ DIVINE   ☐ EAGER
- ☐ FRIDAY   ☐ GENTLE
- ☐ GHOUL   ☐ GIANT
- ☐ GUMMY   ☐ HAUNT
- ☐ HUMBLE   ☐ PAINT
- ☐ SOUGHT   ☐ STATED
- ☐ THINK   ☐ TURKEY

#16 Kakuro

Clues (diagonal): 16, 17, 25, 7, 9, 10, 11; 35; 39; 11, 8; 12; 4, 29, 10, 21, 15; 14, 17, 35; 30; 18, 15; 6; 15, 12, 19; 19; 16, 7; 28; 14, 5; 13

#17 Sudoku

	8	4		3			6	9
	6		8		9			4
3	1	9		6	4		8	
		1	5	9				
	3						9	
		5	3		8	7	4	
	2	6	7					
		8	9	4	2	3	7	6
9	7		6	8	5			2

#18 — MEDIUM

	8	9		1		7	4	
		1	4			9	6	8
		7		8			2	3
			7	3	8			9
8	7			6	9	2	5	
1				2	4	8	3	7
	1			5			7	6
		5	3			4	8	
	2				7	5		

#19 — MEDIUM

```
L P G U N L I      E P E R L X O

P O P E R R        S S U S R A P

S J O B E C T      R I L A D Z

C R A Z Y          G I T I E N

E D A P S S        P N I C R E S
```

#20 — EASY

9				7		3		
2	7	8		6	3			9
5	4	3				6	7	
3		9	2	8		4	7	5
4	8			5		6	2	1
6	5		1			9	8	3
8	9	5	6	1	4	7		
1	3	4	7					6
	2	6			8	5	1	4

#21 — HARD

	4	6	8				3	7
			1		2			
	8					2		5
8	6		3	9			1	
			7		6		2	
				4	6	5		
			5			4		6
9				6				2
				2				1

BLACK JACK - 21

WORDSNAKE

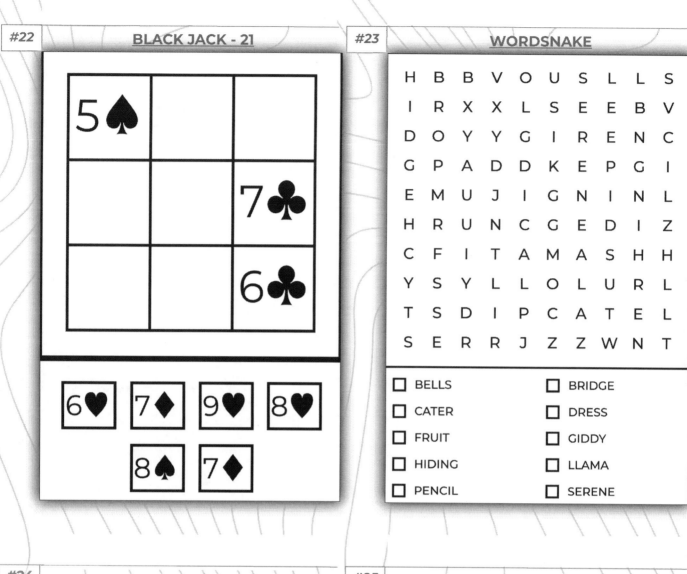

H	B	B	V	O	U	S	L	L	S
I	R	X	X	L	S	E	E	B	V
D	O	Y	Y	G	I	R	E	N	C
G	P	A	D	D	K	E	P	G	I
E	M	U	J	I	G	N	I	N	L
H	R	U	N	C	G	E	D	I	Z
C	F	I	T	A	M	A	S	H	H
Y	S	Y	L	L	O	L	U	R	L
T	S	D	I	P	C	A	T	E	L
S	E	R	R	J	Z	Z	W	N	T

- ☐ BELLS
- ☐ BRIDGE
- ☐ CATER
- ☐ DRESS
- ☐ FRUIT
- ☐ GIDDY
- ☐ HIDING
- ☐ LLAMA
- ☐ PENCIL
- ☐ SERENE

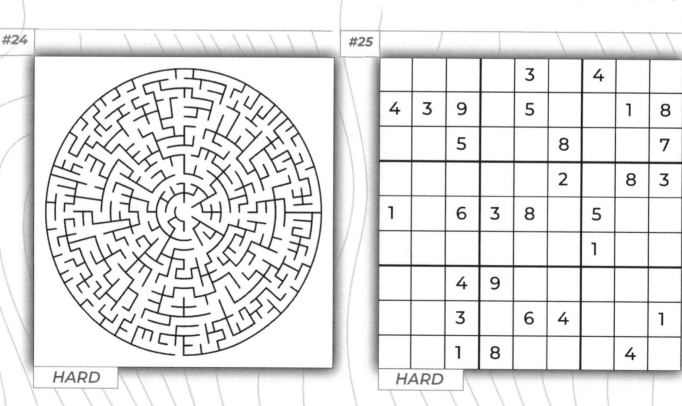

HARD

				3		4		
4	3	9		5			1	8
		5			8			7
					2		8	3
1		6	3	8		5		
						1		
		4	9					
		3			6	4		1
		1	8				4	

HARD

- ☐ AGREE
- ☐ ATTACH
- ☐ BARTER
- ☐ BITTER
- ☐ CACKLE
- ☐ CHORUS
- ☐ FLIMSY
- ☐ HUMANE
- ☐ PASTEL
- ☐ SHOWY
- ☐ SLIDE
- ☐ TEACH
- ☐ THICK
- ☐ THREE
- ☐ WAITED
- ☐ WEEDS

```
Y C B U I X G S P X K A U J Z
A I S C R A C K C I H T I B P
H O V U B A R T E R B M O W H
Q A D O R X N X X B K P G C Y
Q C T X U O A G R E E L A W Y
E Q T J W X H E H D O E O N Y
N C O I X L S C H N T H T R U
W H Q F E W Y C G U S J P P Y
E A P A S T E L A O M E L V S
M X I J R E H C C S A Y X P
A X C T E F C X D K S N T H
H X P T E A Q V E H M L K E J
N R T L T D D E S I B I E X U
L I K T Y L W L L C J D R U I
B C A M X Q M F T H R E E F C
```

Y	D		E				
	N		E	L		S	Y
D	D	E	S		Y	L	U
							S
		D	D		L		
S		L		D	E		D
L	U	N	D		S	D	
E	S		Y	U	N		

SUDDENLY

1	3	2	7	9	8	4	
	7		4	8			1
		3	1				7
8	7	4		5	3	6	1	2
2	3	5		6	7			4
9	6	1			7	3	5
	4	2	6	8	1	5	7
7		8	4		2			3
	6	7	3	5			8

```
Z  A  X  X  W  N  F  Z  R  F  U  G  E  M  N
L  N  O  I  T  O  P  Q  W  W  U  P  I  P  R
C  H  N  J  T  E  R  N  S  E  G  A  M  I  R
K  T  H  O  K  P  R  D  B  A  U  B  J  E  A
S  T  S  E  U  G  D  I  Y  R  E  D  L  T  N
K  M  A  D  E  T  S  S  D  A  O  B  D  Z  C
T  B  J  C  D  D  T  K  C  Y  A  N  S  E  H
Z  N  R  Z  J  N  D  O  T  T  Q  D  Z  X  R
W  N  M  U  E  U  N  L  R  U  S  T  Y  E  F
O  L  O  V  I  S  A  D  Z  A  S  E  G  X  G
R  E  E  T  H  S  Y  E  L  L  G  R  I  E  F
L  A  W  B  I  R  E  T  T  E  Y  N  Q  J  X
D  V  R  L  R  F  L  I  B  C  V  Y  H  J  W
Z  E  M  A  P  W  Y  N  X  X  D  K  X  S  I
A  S  C  K  O  P  T  U  I  E  F  M  J  W  T
```

- ☐ BEACON
- ☐ BRONZE
- ☐ BRUISE
- ☐ CARRY
- ☐ EVENTS
- ☐ EXCEL
- ☐ GRIEF
- ☐ GUESTS
- ☐ IMAGES
- ☐ LEAVES
- ☐ NOTIFY
- ☐ POTION
- ☐ RANCH
- ☐ RUSTY
- ☐ SALTY
- ☐ TABLE
- ☐ UDDER
- ☐ UNITED
- ☐ WORDY
- ☐ WORLD

7	9		5	1	8			
5				4		7	9	
					5			8
9	4				8			3
		5		8		4	6	7
6	8			7		9	2	5
1	7	2	8		9			
8	3		1		5	7	9	
				6	7	3	8	

MEDIUM

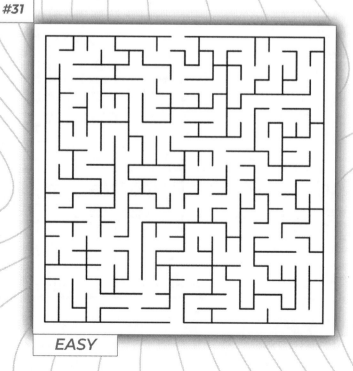

EASY

#32

R S T I S P E   N C R E J U O

L M S Y I   L E K B A T N

H A E T R   D I L Y N K

T H Y O N E S   E R T H A F

N S E T P   Y T G I L U

MEDIUM

#33

4		5	7		2			6
		3	1	4	8	5		2
		9		3		1	4	7
2	9	4		1	3		6	5
3	5		2	7		9	1	4
7	6					2	3	8
	4	2	3		1	6		
9	3	6			7			
1	8	7	5		9	4		3

EASY

#34

	7	8					5	6
	3	9					2	
2				4		8	3	
	2							
			3	2	6	9		5
	9		8	1	4			
5	1	2	4		9			
8			7		5			

HARD

#35

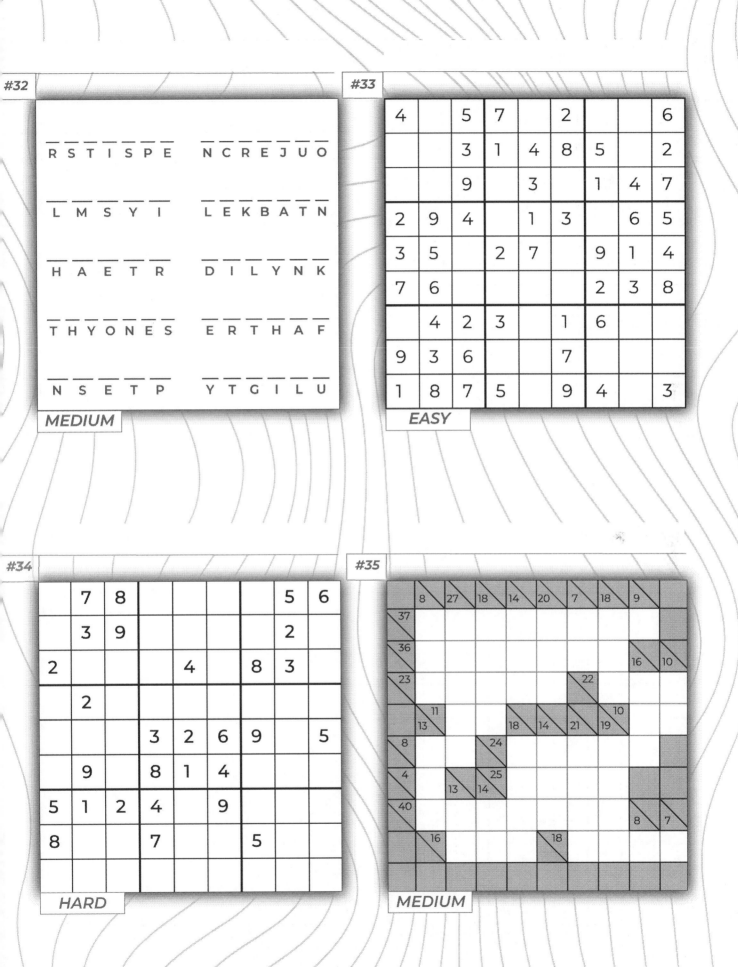

MEDIUM

WORDSNAKE

```
J  F  X  I  S  I  S  M  U  S
M  Z  R  A  I  N  S  R  M  T
O  A  B  R  O  R  L  A  F  E
X  W  P  G  U  Y  T  X  T  R
A  N  G  Q  P  M  L  I  A  K
A  N  O  R  D  K  S  U  G  E
G  O  C  C  S  Q  E  J  M  N
Z  Y  G  A  O  N  F  S  J  Z
L  U  C  E  P  D  E  C  Z  J
D  R  E  N  J  B  R  A  S  P
```

- ☐ ACCORD
- ☐ ANNOY
- ☐ FARMS
- ☐ GROUP
- ☐ GUILTY
- ☐ MUSTER
- ☐ OPENER
- ☐ RAISIN
- ☐ SCARED
- ☐ TAKEN

BLACK JACK - 21

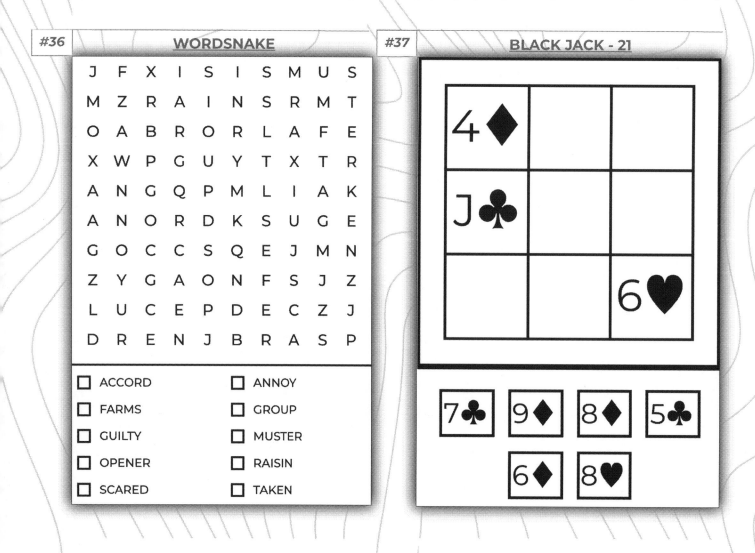

2		6	4		9		3	7
4				1	2	9		8
1		9	6			2	4	5
		2	9	5	4	8		
5	1		7	3		6	2	
3	9	8	2	6	1	7		4
		1			5	3	7	6
8		7	3		6			1
6				1	9		4	8

EASY

	9				5	4		2
			3					
5	1	6			8			9
	6	1					4	
		5			3		2	9
2		8						
			9					5
		5	3		9			
1	5	9			4			8

HARD

Word list:

- ACTED
- ANSWER
- BREATH
- CLOWN
- DREAD
- FASTER
- HANDY
- KNACK
- LIVELY
- SUNSET
- AGAIN
- BASIC
- CHALK
- CRAVE
- DRIVE
- FENCE
- INTENT
- LEGACY
- SORRY
- VAGUE

Letter grid:

```
F V L M F L K T A N S W E R H
N Y V D E F L K O Z M F Y D G
R A W G D S A A I N P B R P H
S R A S U D H U U J A E J U I
P C B N E T C Q Q S A D F K D
Y Q S T N E T N I D V R N E D
A E M N Y T E C N E F A T S B
T N W J I O B U E L C C R O
Z W P Y B A S Z U K A M E R F
B O R M L O G I G H L A G E F
D L O X R E I A A L T F B T C
R C N R Z F V N V H B I N S R
I U Y I S D D I N P B W F A A
V J Z I T Y A F L B T X P F V
E I Q A A N N I I X P A W R E
```

		8	4	6	9			3
	9	1		3			8	6
	6		1	2	8			9
8	1							
		5		8	1			
7	2		6		5			8
		7				8	6	
4	5	2		1	6	9	3	
	8	6	9	7	3		5	

MEDIUM

		3	6	4			2	5
6	4	5	2	3				1
2	1	8	7		9			3
3		9		2		5		
	8	2	3	1	5			9
5	7	1	8	9			4	
8	2		1				5	
9	3	4		6		1	8	7
1	5	7	9	8	4		3	

EASY

```
G  C  X  Y  P  P  Q  N  E  H  B  V  X  Z  V
N  A  J  M  X  Z  W  T  B  Q  H  A  N  D  Y
V  T  H  N  D  B  J  N  G  N  U  W  H  D  D
G  E  H  O  C  K  E  Y  H  J  I  A  K  Q  I
I  R  H  O  F  N  E  D  D  U  S  V  L  E  R
D  Q  V  A  P  B  P  Y  S  I  B  R  M  S  Y
W  L  T  C  F  O  R  R  I  C  T  P  G  M  S
U  A  E  Y  Z  R  E  B  L  Y  T  I  R  G  A
L  J  L  Y  O  G  I  Q  E  Y  L  N  A  L  J
M  C  G  S  R  U  N  Z  N  U  S  Y  N  F  E
B  C  H  E  E  X  N  O  T  L  D  O  D  C  F
C  O  T  O  Y  S  L  E  I  P  K  E  I  S  Y
Q  R  X  O  O  K  U  G  V  A  W  L  T  F  C
G  N  Y  E  U  S  H  M  L  E  O  L  Y  U  P
F  Y  A  N  S  T  E  O  A  P  N  I  K  N  M
```

- ☐ AMUSE
- ☐ BOXES
- ☐ CATER
- ☐ CHOOSE
- ☐ CORNY
- ☐ EMPTY
- ☐ EQUALS
- ☐ FATAL
- ☐ GRAND
- ☐ HANDY
- ☐ HOCKEY
- ☐ JUICY
- ☐ MUTED
- ☐ POLICE
- ☐ REGRET
- ☐ SILENT
- ☐ SLIGHT
- ☐ SORRY
- ☐ SUDDEN
- ☐ UNEVEN

6		8		2				9
				4				8
		4				3		
			2		5	9	7	
			4		1			3
1	9		3	6				5
				3		7		6
			7			1		2
9					8	5		

HARD

O P R L A	U M L S C Y
W B E L O	C L T A Y R I
R R W O Y	N R B S G I
G M A I C	G A D R U
N I A O G R C	C K A S T

MEDIUM

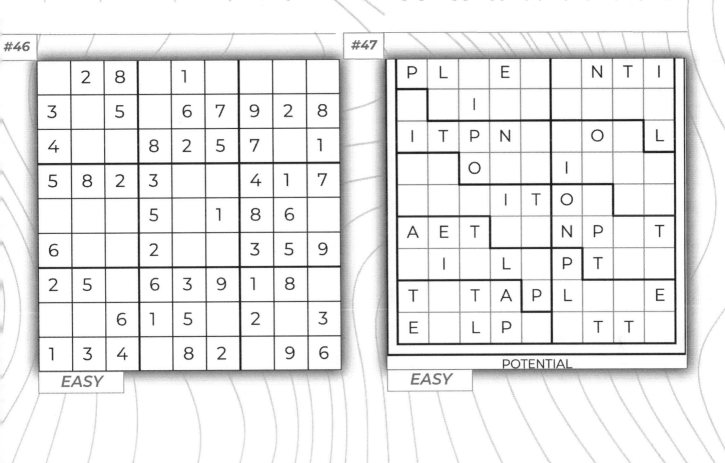

#46 EASY

#47 EASY — POTENTIAL

#48 MEDIUM

#49 MEDIUM

BLACK JACK - 21

WORDSNAKE

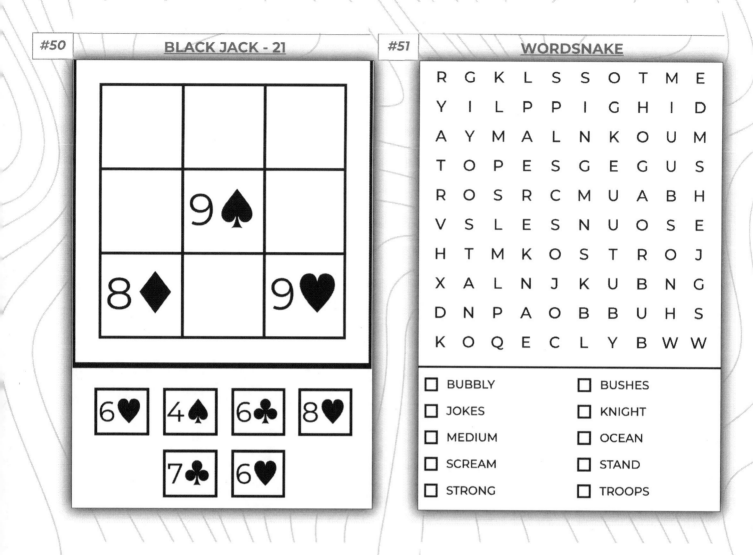

R	G	K	L	S	S	O	T	M	E
Y	I	L	P	P	I	G	H	I	D
A	Y	M	A	L	N	K	O	U	M
T	O	P	E	S	G	E	G	U	S
R	O	S	R	C	M	U	A	B	H
V	S	L	E	S	N	U	O	S	E
H	T	M	K	O	S	T	R	O	J
X	A	L	N	J	K	U	B	N	G
D	N	P	A	O	B	B	U	H	S
K	O	Q	E	C	L	Y	B	W	W

☐ BUBBLY   ☐ BUSHES

☐ JOKES   ☐ KNIGHT

☐ MEDIUM   ☐ OCEAN

☐ SCREAM   ☐ STAND

☐ STRONG   ☐ TROOPS

	4	5						6
6				4			1	
		9					4	
	2		9	1		3		4
	5		7		6	1		2
	9							
			5	7			2	3
8			4					1
		7	3		2			

HARD

4	7		6	5		1		3
	5			7		4		
	9	6	1			5	8	
6		5	7	8	1	9		
9	3	4	2			7	1	8
1	8	7	9	4	3			
7	1	2	8		6		4	
	6	9	4		2			1
8	4	3	5			6	9	2

EASY

- ☐ BEAUTY
- ☐ DREAMS
- ☐ ENGINE
- ☐ GUMMY
- ☐ PETTY
- ☐ REVOLT
- ☐ SIMPLE
- ☐ SLOWLY
- ☐ BUILT
- ☐ EIGHT
- ☐ FRAYED
- ☐ HOPING
- ☐ REPAIR
- ☐ SCALE
- ☐ SLIMY
- ☐ SOMBER

```
D W G Y D C J S E G L V T L K
L N B C C X G S O N K Z M Z Y
K T L O V E R D S M G N V Y K
T T H G I E S M E L B I R H Z
M H Q T S F S L T Y I E N Q X
N R I L I P G O O V A M R E N
H U H I M E C H S W L R Y A M
K O S U P T C F O H L M F Z W
Y S P B L T M M G E M Y K Z D
N V H I E Y B E A U T Y U U J
E L A X N J G H G K P R V T E
S N S O K G Y R I A P E R L S
S M A E R D L A U F Q X A W Z
B Z S B F R E N M T F C V C U
W K F D I O X Y Z Y S C J O X
```

		6	7		2		4	
	4	9				7		5
2	5		4	8		1		
	2	4			8			1
			1	2	4		7	
9	3				5	2		4
	7	2		1	6	8		
	6				3	4		7
	9	3		4	7		1	2

MEDIUM

		7			9	3	4	
	8					7		1
	3	6					8	
	9				2			
	2	5	3		4			
			7				5	3
		1		2				
5				7	3		1	
3			9			4		6

HARD

#57

```
K T T Q D T L N G A E H M I C
P C F W Z W Q S I X U F B G R
L V E U O H J D R I N K S D U
Y N R O C D R U O V A F Q M E
N U G E B U A E Y R Y X R V L
F J E G A P D E R T S R I H T
E M C V O S I Z M X Q M K T S
N L N J K E A S E L E V Q I B
E I I A I T R C I S T S L E Q
R K W M C D F L H R T V N Y M
E E C R Y T A Q U A E Y Q E E
S S K N T E I S O R N Y J Q D
N S K H A H T V N A H C U G I
Q N Y L B B O W E H A D E H U
P C T J L Z B M H Q J M J B M
```

- [ ] ACTIVE
- [ ] AFRAID
- [ ] BEGUN
- [ ] CHANCE
- [ ] CORNY
- [ ] CRUEL
- [ ] DENSE
- [ ] DRINKS
- [ ] FAVOUR
- [ ] LIKES
- [ ] MEADOW
- [ ] MEDIUM
- [ ] SERENE
- [ ] SILVER
- [ ] THIRST
- [ ] TRUST
- [ ] UPSET
- [ ] WINCE
- [ ] WOBBLY
- [ ] ZESTY

#58

```
  H S   S F       I
    F I E N S U S
        E   U F
S   U   F   I     N
      N   H U S E
S         U L E I
E U L S H     N
  S H F I E   S L
L I E S   S   F U
```

UNSELFISH

#59

2							1		5
4	1		3				2	6	9
					5	4		8
7	3				6			4
8		9	5		2		1	6
5				7	8	9		
1	8	4						2
9		2	8	5	1	3		7
	7	6				9	8	

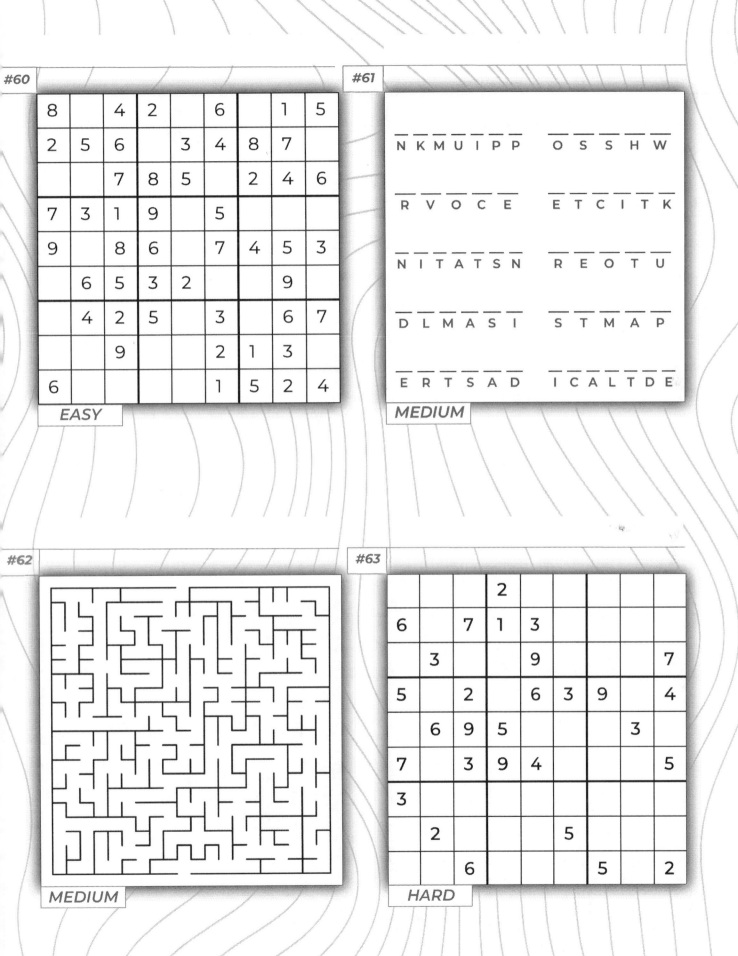

#60 — EASY

#61 — MEDIUM

#62 — MEDIUM

#63 — HARD

```
J  C  C  E  S  H  T  R  H  S
D  N  O  E  V  E  D  R  N  I
R  U  D  N  O  U  R  F  I  U
E  M  J  B  A  T  T  R  W  Q
O  R  N  K  A  E  L  L  H  V
V  Y  K  A  R  M  A  R  T  H
A  U  R  F  D  E  T  S  I  W
S  P  E  N  F  R  X  E  Y  E
Y  Q  G  I  U  H  C  N  R  A
X  N  M  V  S  A  Q  T  Z  M
```

☐ BATTLE   ☐ DEVOUR
☐ ENDURE   ☐ FARMER
☐ FINISH   ☐ GENIUS
☐ SAVOR   ☐ SECOND
☐ START   ☐ YEARN

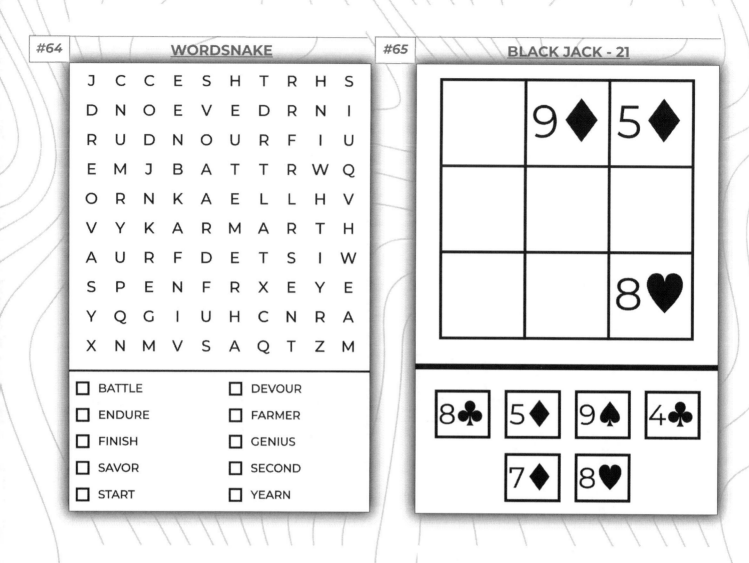

3		4		1	8			9
7	8	9		6	2	3	1	5
2		6	5		9	7		8
6	9		1					7
1	3		8		5		6	2
5		8	2	7			9	
	6		9		7		3	4
9	7		6		4		5	
4		5	3		1	9	7	6

EASY

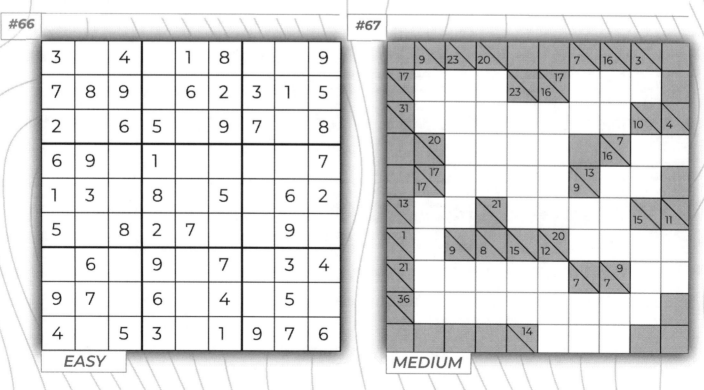

MEDIUM

#68

Word list:

- ACTED
- CASUAL
- FRENCH
- MINUTE
- PORTLY
- PUBLIC
- RUDDY
- SOUGHT
- THANK
- UPBEAT
- CAMERA
- ESTEEM
- HIDDEN
- POLAR
- PRIME
- QUITE
- SHOPS
- SOUPY
- THINKS
- USEFUL

```
N A W C I L B U P R N S U H U
G S L Y O O U L R U X N D D E
A E T I U Q M F N U E X P P M
A T W W C I W R E D D O H E I
U C E A N B B N D S L D P S R
H W E U N Q P I N A U P Y T P
D E T C A O H T R C R V U E O
Y E Y E I V H Y A S A F P E R
T G T S Z G E W P T R M B M T
T H W K U F S O Y E D U E M L
H L A O B Z H P N C G J A R Y
I Q S N L S U C K S B C T X A
N C P G K O H P A N N W Z B C
K O X L S K H T J G Q E G V S
S X D Q E A U C A S U A L N C
```

#69

7	8	3		9		4	5	6
2		5	6				3	9
6	1	9				2	7	
4			8	1	6	3	9	7
							8	
1	9	8	5	7		6	2	4
					1			5
	6						4	
9			7		5			3

#70

						3		4
4							2	
3	1			4		8		9
				7	1	9		5
9			6	5		2		7
2				1		5		8
		5	7	8				
		5	2			7	1

```
F  L  N  E  M  G  C  J  T  J  R  P  D  E  S
J  Y  M  Z  S  E  N  L  F  C  I  E  Y  L  K
P  W  E  A  E  P  D  T  G  A  S  N  I  D  R
S  O  L  C  E  L  R  I  S  X  N  M  F  D  E
D  R  T  O  P  R  B  O  U  T  Y  O  M  I  V
G  O  K  I  E  E  T  M  C  M  R  M  W  M  E
D  F  H  T  O  F  H  G  U  E  R  M  M  L  L
Z  I  S  T  O  N  G  S  S  H  E  P  O  O  C
F  O  V  D  E  E  U  T  Z  D  W  C  W  X  Z
F  M  T  L  T  M  O  L  I  A  K  E  S  I  W
Q  F  Y  E  E  Z  F  L  S  S  S  E  Y  S  T
L  D  Y  A  S  F  S  H  X  T  V  B  S  M  I
Z  V  E  R  N  L  E  T  T  E  K  C  A  T  S
N  J  G  N  U  D  L  R  R  P  O  G  R  A  C
Y  M  C  D  S  F  R  E  X  O  Y  E  I  U  Z
```

- [ ] CARGO
- [ ] CORPSE
- [ ] FOSTER
- [ ] HUMBLE
- [ ] LOCKS
- [ ] MEDIUM
- [ ] MIDDLE
- [ ] SEVERE
- [ ] SLIMY
- [ ] SUNSET
- [ ] CLEVER
- [ ] FOREST
- [ ] FOUGHT
- [ ] LEARN
- [ ] LOWEST
- [ ] METHOD
- [ ] POTION
- [ ] SLIDE
- [ ] STACK
- [ ] WASHED

```
D W N E T A      Y S E N A K

G R H U O        M N O S A N W

L A L Y O        I P T L E G

I O A T P V L    A E M T N

O O C R L        S E I F H S
```

5	2			1	3		7	6
		1	5				8	3
3	8	6		9		2	1	
	4		7		1		6	
			3		9	5	2	
				5				7
	1	8	9	3		7	5	2
		9	2		6		3	
7		2			8			4

#74 — MEDIUM

	7	8	1		3	5	6	
5				9		2	4	
	6		2	5			1	8
3				6				
	5	7				6	9	
		4	5	2				
		5			2	1		3
9	2	6	8	3	1			5
8			4	7		9	2	6

#75 — HARD

			4	9				
	1							6
	2			1			3	
4	7	6	8		9			
	5						4	
				2				8
	8	3	7	9			6	4
1	4	9		6	8	3		
				3				

#76 — EASY — ATTENDING

N	D	N		T			E	G
	E	T	G	A	I		N	T
			D	N	T	E	T	N
G		T		T	N		D	A
	N				E	A		G
	I		A			G		
E	T	A	N	D		N		T
		N		G			A	
	A			T		D		

#77 — EASY

2	7	9	1	4			8	6
4		6			9			
5	8	3		7		4	9	
1		7	9		5	3	2	8
		5		8	7	1		9
8	9	2			1	6	5	
			9			8	1	2
9	6	1	5	2		7	3	4
3				1	4		6	5

BLACK JACK - 21

WORDSNAKE

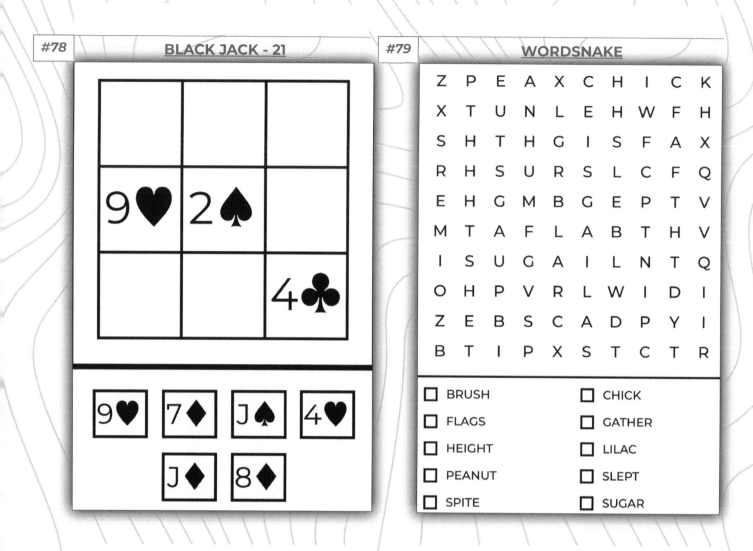

Z	P	E	A	X	C	H	I	C	K
X	T	U	N	L	E	H	W	F	H
S	H	T	H	G	I	S	F	A	X
R	H	S	U	R	S	L	C	F	Q
E	H	G	M	B	G	E	P	T	V
M	T	A	F	L	A	B	T	H	V
I	S	U	G	A	I	L	N	T	Q
O	H	P	V	R	L	W	I	D	I
Z	E	B	S	C	A	D	P	Y	I
B	T	I	P	X	S	T	C	T	R

- ☐ BRUSH
- ☐ CHICK
- ☐ FLAGS
- ☐ GATHER
- ☐ HEIGHT
- ☐ LILAC
- ☐ PEANUT
- ☐ SLEPT
- ☐ SPITE
- ☐ SUGAR

8		4	2			3	1	
2	5		1			7	9	
		7	8	5	9	2	4	6
	4	1	3				9	8
6	8	3	7		4	5		
	7	2	4	8	5	6		
	2	8	5	1			6	
		9	6		8		2	7
7		5	9	2	3	1		4

EASY

	7	5	2				9	6
			8				7	
8	2	9		6				4
9			3	2		5		
					6	2	1	
2	3			8				
		9	7	1				
4		2					7	1

HARD

- ☐ BELOW
- ☐ BLANK
- ☐ CARING
- ☐ CHEESE
- ☐ CHIRPY
- ☐ CLEAN
- ☐ GLOBE
- ☐ ISLAND
- ☐ MOTHER
- ☐ MURKY
- ☐ RETIRE
- ☐ SPOKEN
- ☐ TOWEL
- ☐ TRUCK
- ☐ TURNED
- ☐ WHEELS

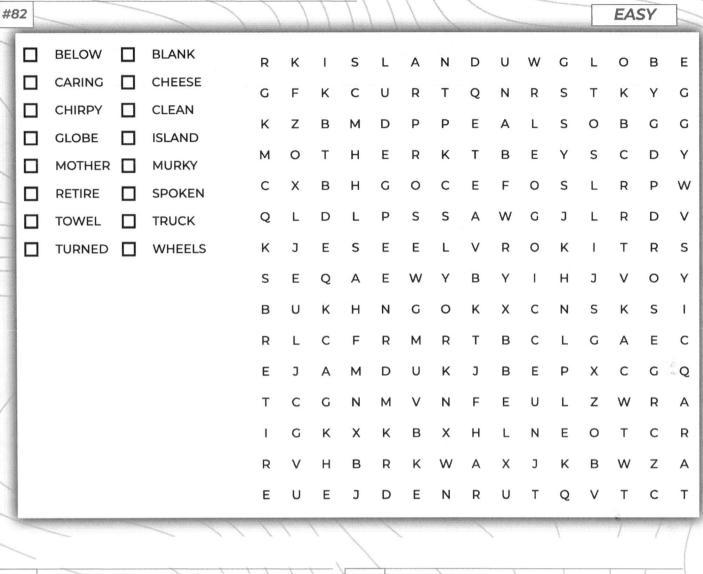

```
R K I S L A N D U W G L O B E
G F K C U R T Q N R S T K Y G
K Z B M D P P E A L S O B G G
M O T H E R K T B E Y S C D Y
C X B H G O C E F O S L R P W
Q L D L P S S A W G J L R D V
K J E S E E L V R O K I T R S
S E Q A E W Y B Y I H J V O Y
B U K H N G O K X C N S K S I
R L C F R M R T B C L G A E C
E J A M D U K J B E P X C G Q
T C G N M V N F E U L Z W R A
I G K X K B X H L N E O T C R
R V H B R K W A X J K B W Z A
E U E J D E N R U T Q V T C T
```

#83 Kakuro

Clues: 14, 24, 21, 7, 22, 11, 1 / 24 / 17, 33 / 28 / 24, 14 / 14, 9, 11 / 7, 20, 13, 17, 11 / 13, 6, 10 / 9, 12, 12, 17, 6, 11 / 34, 4, 2 / 13, 13, 6

MEDIUM

#84 Sudoku

6	7	9			5		1	
	1	8		3	6	4		
			8	1			6	
	2		5	9		1		4
	3				8			5
	5			2		3		8	6
4	6	5			1		7	9
	9	2	6	7	4	3		
			5	2			1

MEDIUM

```
N C E R D Y Y Y Y Q J D G P O
A W U R E I M L E N G I S E D
H O O I A R T K U C D V N T C
E V I T O S W B S S S I R O J
E X W T O T I X R A E D K R B
K H S C M R R M U V C E I R I
V N S Q K S U A P O I U O A B
Z S E J W K E A D R O I U P C
T P A P A Y A R C E V M R I A
A U Y E N U R P V T R L E U G
I X O L U D E E T E I P Z Q R
X X D C I G O N D P D V U L E
Q F N Q S M E M O L J H E F E
H U W D E R A T S L E A S W L
P D W X S C A F L R A W A B X
```

- ☐ ACTIVE
- ☐ AGREE
- ☐ ALONE
- ☐ COSTLY
- ☐ DESIGN
- ☐ DIVIDE
- ☐ DROVE
- ☐ FAMILY
- ☐ PAPAYA
- ☐ PARROT
- ☐ PRUNE
- ☐ PURSUE
- ☐ SAVOR
- ☐ SCOUT
- ☐ SERVED
- ☐ STARED
- ☐ STORMY
- ☐ TRADER
- ☐ VOICES
- ☐ WELDER

6	4	3	8	9		1		7
		7		3	5	8		
9		8				6		
1	7	5	9	8			2	
	6	4					9	8
	2				4	1		5
		1			6		3	4
7	3						8	
	9		3	5	8	2		7

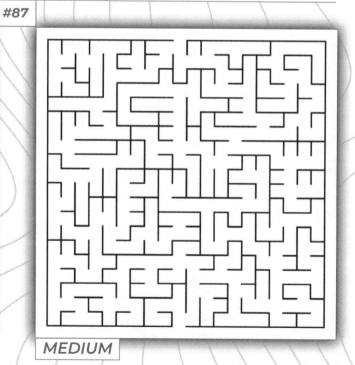

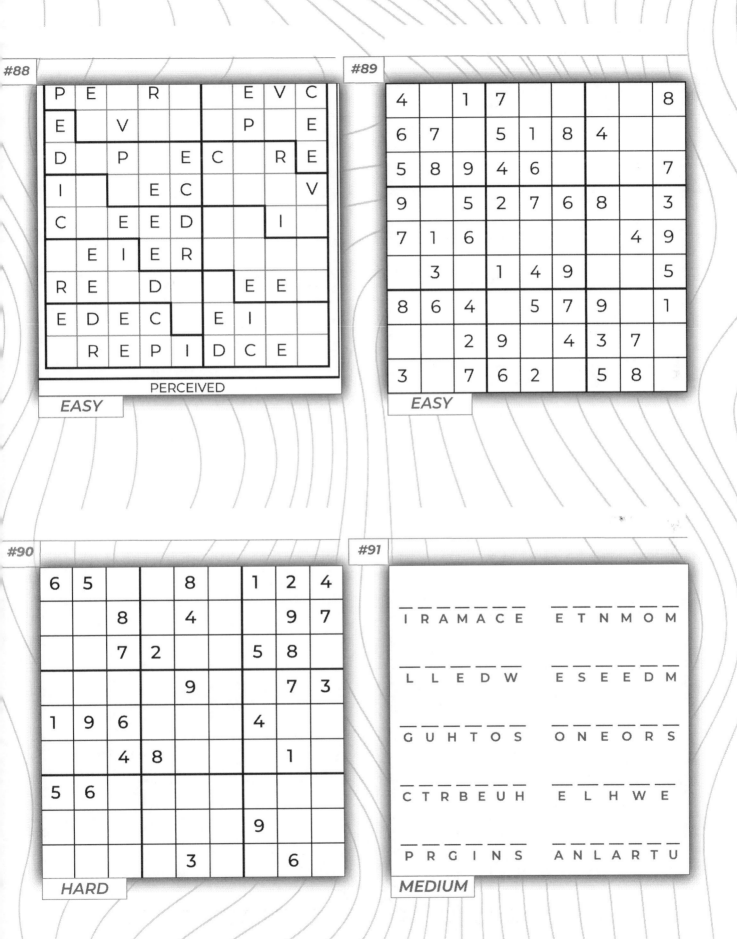

#88 — EASY

PERCEIVED

#89 — EASY

4		1	7					8
6	7		5	1	8	4		
5	8	9	4	6				7
9		5	2	7	6	8		3
7	1	6					4	9
	3		1	4	9			5
8	6	4		5	7	9		1
		2	9		4	3	7	
3		7	6	2		5	8	

#90 — HARD

6	5			8		1	2	4
		8		4			9	7
		7	2		5	8		
				9			7	3
1	9	6			4			
		4	8				1	
5	6							
					9			
			3			6		

#91 — MEDIUM

```
I R A M A C E        E T N M O M
L L E D W            E S E E D M
G U H T O S          O N E O R S
C T R B E U H        E L H W E
P R G I N S          A N L A R T U
```

WORDSNAKE

L	E	A	D	E	R	Y	S	I	B
Y	L	I	G	H	T	P	U	N	T
M	S	F	T	K	E	S	O	G	C
E	K	U	A	X	N	S	H	O	Z
N	T	S	T	P	O	C	T	H	P
W	E	R	Y	M	I	K	E	W	R
A	E	M	I	T	L	S	T	E	T
L	L	Y	R	S	U	P	K	M	V
L	S	X	S	R	E	P	R	B	Z
B	Q	C	J	F	W	N	P	X	G

- [ ] ENTERS
- [ ] POCKET
- [ ] SLIMY
- [ ] THOSE
- [ ] USING
- [ ] LEADER
- [ ] SLIGHT
- [ ] SUPPER
- [ ] TIMELY
- [ ] WALLS

BLACK JACK - 21

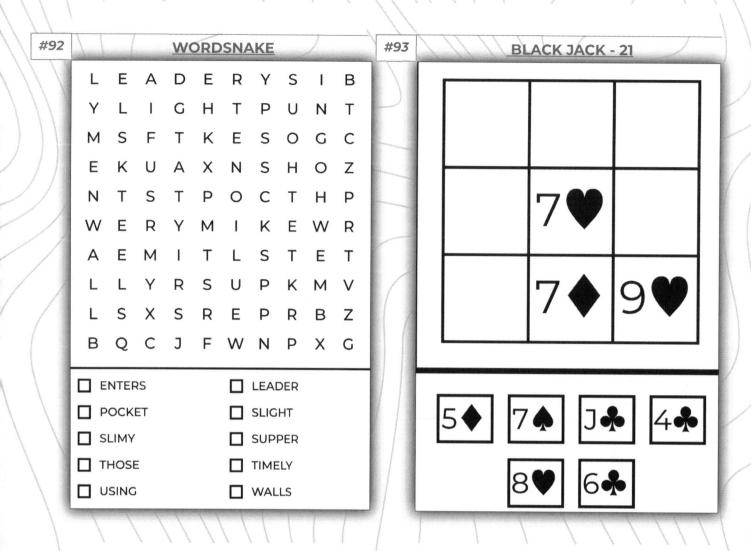

MEDIUM

1	7				3		4	
	3			5			9	1
6		5			1		2	
	1		7		6	9	5	4
4		6	3			2		
7	5			8				
9	2	1	5	7	4		6	8
	4				2	5	1	
5	6		1					2

MEDIUM

#96

- [ ] AFTER
- [ ] AMONG
- [ ] AMPLE
- [ ] COLLAR
- [ ] ESTEEM
- [ ] FLAGS
- [ ] GRUMPY
- [ ] HONEY
- [ ] PEOPLE
- [ ] POINTS
- [ ] RANCH
- [ ] SECURE
- [ ] SHIPS
- [ ] SLOWLY
- [ ] SNAPPY
- [ ] SPOKE
- [ ] SUGAR
- [ ] SWEATY
- [ ] TAKING
- [ ] THRILL

```
E R A L L O C G Y P M U R G V
U M E X Q Q R T T F G C C S I
V E N M D T D A Z M S W H Y W
X E L J E N C R G N P I E B E
U T A T K D Y E O U P Z A L T
L S R M O P R T Q S S C P P A
Y E Q Q P G E F H O W M R Q K
L R X A S L E A B B A E G J I
W J N K P R L P X F X O A H N
O S H O U O O Y E N O H F T G
L P E C T I T W G S R X U A Y
S P E W N N E W N G X Q J C B
N S B T Z A W H O A R U E O B
F N S C C C R O M L X T I T U
U Y L L I R H T A F O J L E Y
```

#97 — HARD

			8	2				9
6	7		1					
8								
	9	6		2	1			
		1	4			6	9	3
3		8	5					
9								4
5	8			1		7		
	3			6	7			2

#98 — EASY

		6			9			7
4	7		5					8
8	2		6	7				
		2	7		4	8	1	
7		1	9		6	4	5	2
	5	4	8	2		7	9	6
6	3	8	1		7	5		9
1	9	5	2	6		3		4
2	4	7	3	9		6	8	

#99

```
Q D A C W Y D N U O R G R W K
Y V K G L O Z A Y O J A Z A A
S A I D Q G B V G G O L F E R
A N D G L O L H D R P B E E C
C U F G P B N O Q E E A V Y T
C O I K W L O P X F L A Q R P
Y Z R W K I N E S Q A L S B U
R I N N H N Q S O C M R I E P
V G U I Y I J O T C D G W F J
X Z H Z Q H C U D B T L P L Y
X A Z F S B A H L E S L R H Z
X G D O N L A S P N E T A K U
A G J A D P T F R A I R A H G
N E T T O R L A W Y E R G L Y
T G O L D E N M H L J T F Q E
```

- [ ] ACTUAL
- [ ] CUDDLY
- [ ] GOBLIN
- [ ] GOLFER
- [ ] GREED
- [ ] HOPES
- [ ] ROTTEN
- [ ] WHICH
- [ ] CORNY
- [ ] FILLED
- [ ] GOLDEN
- [ ] GREASE
- [ ] GROUND
- [ ] LAWYER
- [ ] STALE
- [ ] ZIGZAG

#100

5	1	3	6	9				8
	7			5				
	2	9			8			5
7	4	6	5	8		2		
		5	1					
	8	1		2	9			
8	3		2		6	9	5	
	5			3	4	8		
9	6		8		5	7	4	3

#101

```
S I A H N V        N T R E I A C
‾ ‾ ‾ ‾ ‾ ‾        ‾ ‾ ‾ ‾ ‾ ‾ ‾

S U T Y D          E R A M D
‾ ‾ ‾ ‾ ‾          ‾ ‾ ‾ ‾ ‾

A S N S D S E      R S D E R O
‾ ‾ ‾ ‾ ‾ ‾ ‾      ‾ ‾ ‾ ‾ ‾ ‾

E T U U N R        D E E G S E R
‾ ‾ ‾ ‾ ‾ ‾        ‾ ‾ ‾ ‾ ‾ ‾ ‾

E T F R F I O      G L H S I T
‾ ‾ ‾ ‾ ‾ ‾ ‾      ‾ ‾ ‾ ‾ ‾ ‾
```

#102

8		4	7	2	6			5
				1				9
3	1		4	8	9	2	6	7
		6	9	7	1	4		
1	7	8	2	4	3		5	
4				6	8	7		
9	4		6	3	7	5		2
7	8	2	1	5		6		
6	5			9	2	1	7	

EASY

#103

3		4		5	9			7
		2	4					
8		9		7			4	
4	1			2				
	7	6	1	9				
	9	3		6		5	1	4
	4		9					
		2		1			5	

HARD

#104

		7	5	3	9		8	1
	4	9			1	7		3
				4		6		
4	7	6	1	5	3	9	2	
	8	3						7
9	2	1			4	3	6	5
				1	5	8		
			3			2		9
		8		2	6	5		

MEDIUM

#105

R	A	B		A	O		
O	D					B	R
L					A		
A	R	D		A	E	L	
E	B					A	
D	L		A			E	A
A				B	A		E
	E	R	A		D		A

ADORABLE

EASY

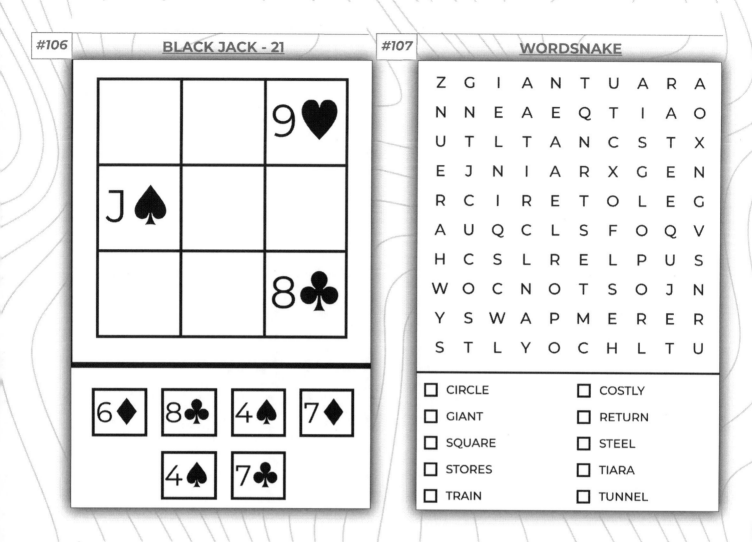

#106 BLACK JACK - 21

Upper cards: 9♥, J♠, 8♣

Bottom cards: 6♦ 8♣ 4♠ 7♦ 4♠ 7♣

#107 WORDSNAKE

```
Z G I A N T U A R A
N N E A E Q T I A O
U T L T A N C S T X
E J N I A R X G E N
R C I R E T O L E G
A U Q C L S F O Q V
H C S L R E L P U S
W O C N O T S O J N
Y S W A P M E R E R
S T L Y O C H L T U
```

- ☐ CIRCLE
- ☐ GIANT
- ☐ SQUARE
- ☐ STORES
- ☐ TRAIN
- ☐ COSTLY
- ☐ RETURN
- ☐ STEEL
- ☐ TIARA
- ☐ TUNNEL

#108

7			8		6	1		5
5	1	8			2			7
2			5				4	9
6			9		1	5		2
								8
1				4				
4		7	1	6	8		5	
3	5	9	7		2	6		1
8		1	3			7	2	4

MEDIUM

#109

8				3		9		
9			4	2	8		5	
			1	7	9			
	5	3		9				1
		9		7		2		
		8	5	6				
		6	9	5				
		2			5			
			6			3	8	

HARD

- [ ] AGREED
- [ ] ASKING
- [ ] CANINE
- [ ] CURVED
- [ ] DEFECT
- [ ] DIRECT
- [ ] DRINKS
- [ ] EMBLEM
- [ ] EQUALS
- [ ] FLOAT
- [ ] FLOWER
- [ ] LANDS
- [ ] LATEST
- [ ] MERRY
- [ ] OUTER
- [ ] RESCUE
- [ ] ROSES
- [ ] SCORN
- [ ] STARRY
- [ ] TURKEY

```
V  E  I  P  E  T  R  G  N  I  K  S  A  K  C
J  U  A  S  B  C  W  M  C  D  S  D  S  X  U
K  C  M  M  L  E  J  A  C  O  M  C  P  S  R
G  S  P  U  T  R  N  D  N  Z  H  E  Z  Q  V
P  E  I  I  G  I  N  R  D  P  K  M  R  A  E
P  R  Y  L  N  D  O  S  D  N  A  L  H  R  D
O  S  C  E  T  C  R  X  Q  K  P  V  V  Y  Y
U  L  W  M  S  A  L  O  F  R  E  W  O  L  F
S  A  L  E  P  O  O  A  S  O  L  P  S  E  T
T  U  P  L  P  H  S  L  T  E  P  Y  R  T  C
A  Q  O  B  A  S  D  K  F  E  S  Q  B  U  E
R  E  U  M  D  Q  R  O  N  U  S  X  Y  R  F
R  J  T  E  D  H  F  O  K  I  H  T  V  K  E
Y  A  E  V  J  V  A  P  F  J  R  W  C  E  D
T  X  R  A  G  R  E  E  D  I  M  D  C  Y  R
```

1	5		3	9		6	2	
2			7	1		3		9
	9	3		2	5			7
7	3		1	6		9	8	4
6	8		4		9	5		1
4	1	9		5			3	6
5		8	9		3	7	1	2
	7	1			6	4		5
	2		5	7			6	

```
U  F  O  P  S  E  C  U  R  E  P  Y  N  H  U
H  W  S  C  O  R  N  U  H  O  T  F  K  X  D
X  Q  E  S  O  H  C  W  N  T  W  I  G  M  E
X  B  N  Y  O  K  O  D  R  P  C  S  L  L  V
B  H  R  A  L  E  E  O  E  X  N  J  W  E  A
Z  R  J  A  F  R  H  U  T  U  T  G  W  H  S
M  B  R  U  V  S  U  W  T  W  B  C  R  L  G
D  G  L  Z  T  F  S  B  E  W  U  H  U  T  J
E  U  N  Q  A  C  H  N  L  D  N  E  I  R  F
E  P  B  V  A  V  T  O  K  C  T  I  A  R  T
F  S  R  R  D  Y  A  Q  Y  C  A  G  E  L  W
T  E  F  E  H  L  Z  U  P  L  T  U  B  K  E
O  T  K  Q  C  G  U  R  G  J  B  B  G  E  O
U  V  Y  C  D  U  L  O  J  N  T  J  J  H  K
I  X  F  K  B  W  R  U  W  A  L  L  M  J  T
```

- [ ] CAUGHT
- [ ] CHOSE
- [ ] ELITE
- [ ] FRIEND
- [ ] GUAVA
- [ ] LARGE
- [ ] LEGACY
- [ ] LETTER
- [ ] PONDER
- [ ] RECUR
- [ ] SAVED
- [ ] SCARF
- [ ] SCORN
- [ ] SECURE
- [ ] SHORT
- [ ] TRAIT
- [ ] TWENTY
- [ ] UPSET
- [ ] WOEFUL
- [ ] WOULD

		O	E	S	E	L	W
	L	S		W	P		R	O
		E	E		W		P	S
E	O	P	W				S	E
W	S	E	R	S	L	P	O	E
E		O	L		E			
P	W	L	S		E	O		S
S	E	R	P	E	O	S		L
	E				R	S		P

POWERLESS

			1		3			
	1	3		9			4	
4	6		2					
		2		6	1			
1	4	6			2		3	
	9			8		1		6
		1	7					
6				4				
		4				6	8	2

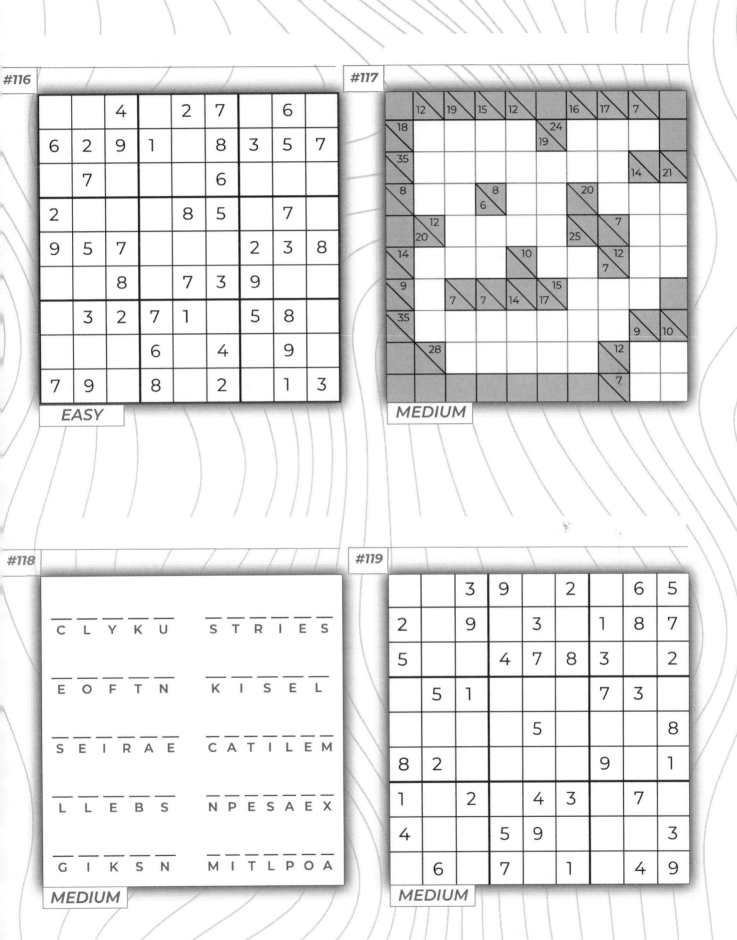

#116

EASY

#117

MEDIUM

#118

MEDIUM

CLYKU   STRIES

EOFTN   KISEL

SEIRAE   CATILEM

LLEBS   NPESAEX

GIKSN   MITLPOA

#119

MEDIUM

WORDSNAKE

BLACK JACK - 21

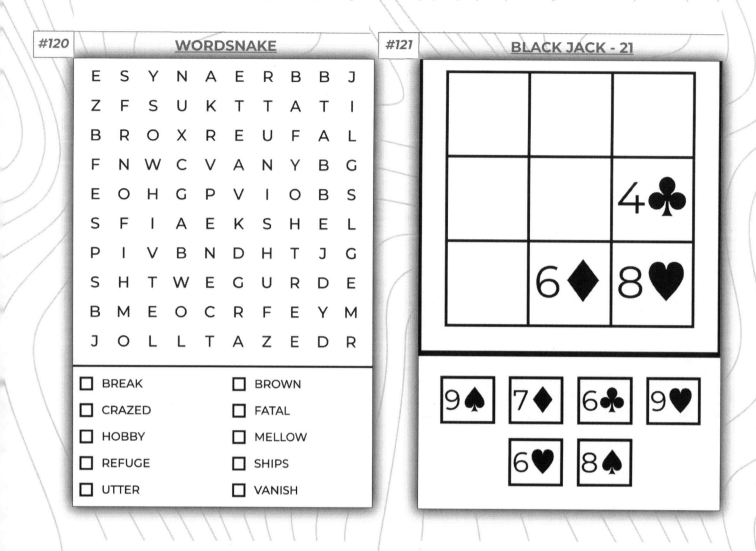

E	S	Y	N	A	E	R	B	B	J
Z	F	S	U	K	T	T	A	T	I
B	R	O	X	R	E	U	F	A	L
F	N	W	C	V	A	N	Y	B	G
E	O	H	G	P	V	I	O	B	S
S	F	I	A	E	K	S	H	E	L
P	I	V	B	N	D	H	T	J	G
S	H	T	W	E	G	U	R	D	E
B	M	E	O	C	R	F	E	Y	M
J	O	L	L	T	A	Z	E	D	R

- ☐ BREAK
- ☐ CRAZED
- ☐ HOBBY
- ☐ REFUGE
- ☐ UTTER
- ☐ BROWN
- ☐ FATAL
- ☐ MELLOW
- ☐ SHIPS
- ☐ VANISH

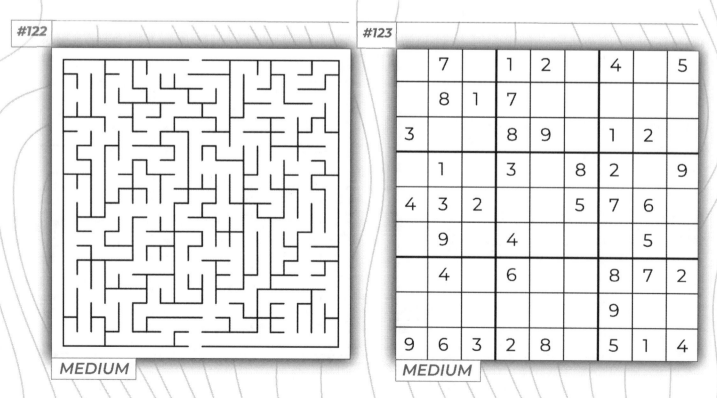

MEDIUM

	7		1	2		4		5
	8	1	7					
3			8	9		1	2	
	1		3		8	2		9
4	3	2			5	7	6	
	9		4				5	
	4		6			8	7	2
						9		
9	6	3	2	8		5	1	4

MEDIUM

Word Search #124

- ☐ ABOVE
- ☐ BOUGHT
- ☐ CROWDS
- ☐ FRIDAY
- ☐ HILLS
- ☐ MONEY
- ☐ ROMAN
- ☐ SUMMER
- ☐ AUTUMN
- ☐ COBWEB
- ☐ FORMAL
- ☐ HIDING
- ☐ JUMPED
- ☐ PRETTY
- ☐ SNAPPY
- ☐ YUMMY

```
V M Y X F S Y S N A P P Y G G
P N T Y E N O M B M I R W E Y
R G N M D E K E K J G T E O D
E H G D U Z W V C N M T I Q E
T I A T O B K Y I R H J F G P
T L B W O C Y D A G K M K W M
Y L O C V A I N U D H C C F U
W S V X P H G O M S I A V M J
S S E S B L B L Y U Y R R I F
E D V E L A V I P Y T E F S O
L W Y N A M O R Y M M U F Q R
A O M V B P V L U M N R A T M
A R E T I A W Q U U C Z T S A
E C X F R G S S W Y I F Y T L
T V C M Z O E Z Z C Z R Q P D
```

Sudoku #125

5	7	8	4					
		5	3	7				6
3					5	7	9	
				8	1			
		8	4	5		9		
9	8		6	1				
							8	
7	5	2						
8				5		2		

HARD

Sudoku #126

				5	1	4		
	5		4	7	3	2		8
1			8				6	7
	4	1	9	6		7	2	
			4	7	1			6
	8		1	2		3	4	9
4		5	7	8		6		
		7	2	3				4
8			5	1	4			2

EASY

R	Q	I	I	O	H	V	X	Y	K	U	D	N	G	M
G	E	D	J	Q	W	J	O	S	U	P	P	L	Y	J
P	A	C	Y	C	R	Q	A	C	H	I	N	G	R	F
D	A	H	E	O	R	A	S	H	O	V	E	L	Y	O
K	I	E	K	D	R	E	W	O	Z	M	Y	K	U	L
T	Z	A	L	T	E	D	A	A	Q	X	B	J	B	A
S	Y	D	U	T	W	U	E	T	R	R	P	Z	R	E
E	L	S	D	N	R	Q	S	R	E	E	R	E	L	V
T	L	Q	L	I	B	G	C	R	E	J	V	Z	L	E
A	U	I	I	A	I	U	O	G	V	L	O	P	R	R
L	C	R	U	U	T	D	R	W	I	U	V	I	P	S
Q	I	E	B	Q	T	X	N	S	S	Q	T	W	R	F
P	D	T	O	Y	E	S	E	G	O	E	T	V	R	Z
H	O	U	S	E	R	A	U	P	R	P	E	E	H	S
H	G	O	U	T	T	E	R	M	F	K	Z	S	J	P

- [ ] ACHING
- [ ] AWARE
- [ ] BITTER
- [ ] BUILD
- [ ] CREATE
- [ ] HEADS
- [ ] LATEST
- [ ] LUCID
- [ ] ORDER
- [ ] OUTER
- [ ] QUAINT
- [ ] RECEDE
- [ ] RETIRE
- [ ] REVEAL
- [ ] SCORN
- [ ] SHEEP
- [ ] SHOVEL
- [ ] SILVER
- [ ] SUPPLY
- [ ] UTTER

4	7		6					
2								9
	9		1		4	7	5	8
	3			6				
1								5
8			5	3	7		6	4
	1		7					6
6				1	5			
							3	1

HARD

MEDIUM

EASY

				5				
	4			7	6		9	1
	3	5	2		9	4	6	7
3		1		2			4	
	6		4		5	1	3	
		4	8	3	1	6	7	
5		2		4	3	9		
		9		6		7		3
6		3	9		8		5	4

MEDIUM

```
N L D E R S E        A E R G T O U

I I N T V E D        U A S M E

H N T G O I T        D M A Y E I T

R H E S W O          P O E R L P

N R G O M I N        D E K B A
```

FISHERMAN

EASY

	R		S	A	F	E	M
A	E		M	H	I		R
R	H	I		E		S	A
	I				A		M
	M	E	N				
E	N	H		R	S		I
	S		R	I		N	E
		H		E	S		N
	F		E		H	A	R

MEDIUM

	5	1						
	7		9		8		4	6
6	8		5	2	4			3
9	6		4	7	1			5
1	3		6			8	7	
7	4			5				
8	2			9		3	5	7
3			8			4		9
	9		3			7		2

BLACK JACK - 21

WORDSNAKE

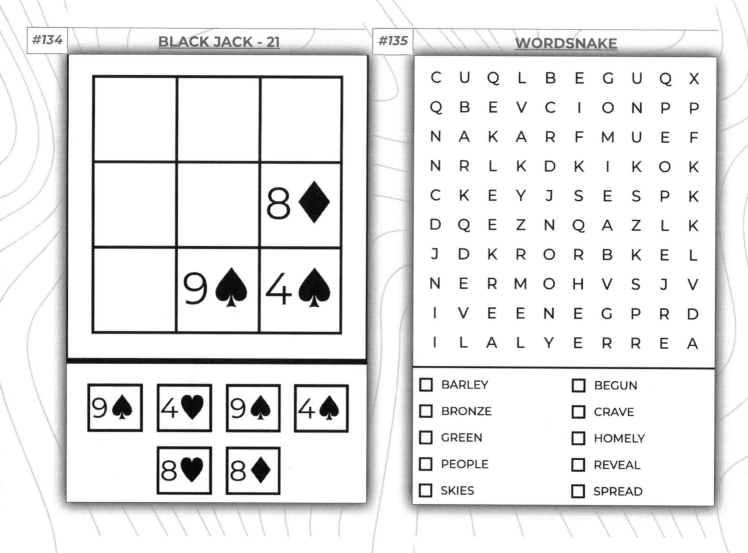

Wordsnake grid:

C	U	Q	L	B	E	G	U	Q	X
Q	B	E	V	C	I	O	N	P	P
N	A	K	A	R	F	M	U	E	F
N	R	L	K	D	K	I	K	O	K
C	K	E	Y	J	S	E	S	P	K
D	Q	E	Z	N	Q	A	Z	L	K
J	D	K	R	O	R	B	K	E	L
N	E	R	M	O	H	V	S	J	V
I	V	E	E	N	E	G	P	R	D
I	L	A	L	Y	E	R	R	E	A

- ☐ BARLEY
- ☐ BEGUN
- ☐ BRONZE
- ☐ CRAVE
- ☐ GREEN
- ☐ HOMELY
- ☐ PEOPLE
- ☐ REVEAL
- ☐ SKIES
- ☐ SPREAD

7	2			1			5	6
3	4	5			7			
6			4		5	3		8
5	6					8	1	2
		4						
					7			
			1				3	7
	3			7	8			
		7			6			

HARD

2				8			6	9
			4	9	5			8
1	8	9	6	3		2		7
7	1	4			2	9	8	
3			5	1				6
					7		3	4
		1		7	8			2
		7				8		3
8	6	2	9				7	1

MEDIUM

- [ ] BEACH
- [ ] BRAWL
- [ ] GRAPES
- [ ] JACKET
- [ ] MILKY
- [ ] PROOF
- [ ] REPAIR
- [ ] SMILE
- [ ] STAPLE
- [ ] TRADER
- [ ] BOTTLE
- [ ] CORNY
- [ ] GUESTS
- [ ] LATER
- [ ] NOISY
- [ ] REALM
- [ ] SIGNS
- [ ] SOLAR
- [ ] SUGARY
- [ ] UPSET

```
E E D M R D B H K O S U F G S
B L J E D R Z S T O R F T E M
O I W A A G I L L H A V P I Q
D M T W C G U A D B V A L B C
L S L D N K R E V O R K Y P T
C H J S N S E Z S G Y Y K Y M
V C R E E H C T E T T E S P U
F L E S Z W O O L B S S U R D
S X T U K T R K T B I A E Q Q
B V A G R N N X T H J A E Q W
Q G L A H Y Y H O A L T L D M
F B D R P C S R B M R X P W E
G E I Y K H A I X W L F A L R
R R E P A I R E O U W J T C O
P R O O F F K E B N Y L S A G
```

8		9	5	3	1		4	6
4		3		2	9		1	
1		6	8		7	3	9	
	4	8			3			9
				7	5		3	1
3				8		2	4	
7		5	3		2	1	8	4
	8	1	7	5	4	9		3
2	3	4	1		8		5	6

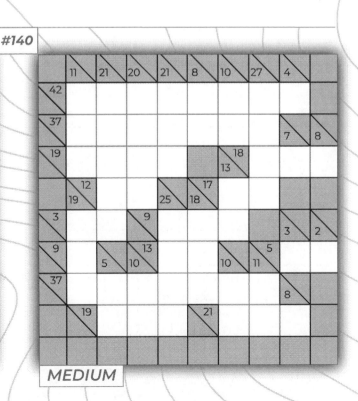

Word Search

```
Y  G  A  N  C  W  Z  G  N  I  R  P  S  K  B
U  Q  A  I  K  L  O  N  X  R  V  O  Y  F  E
S  R  B  A  E  O  I  K  V  V  J  T  H  T  L
U  C  O  M  A  Z  S  B  O  R  I  N  G  C  O
F  X  M  O  K  I  O  H  D  O  F  W  F  O  N
I  A  M  D  S  Y  L  R  E  F  O  X  R  L  G
P  T  C  G  C  T  Z  E  F  R  N  S  E  U  M
J  J  V  T  I  R  E  S  A  Z  V  E  Q  M  K
X  I  V  Z  O  A  X  H  T  C  J  Z  P  N  B
A  E  N  U  A  R  S  I  A  S  T  Y  S  U  R
T  M  P  X  I  D  R  R  T  B  R  I  M  P  T
T  I  B  E  N  I  Q  A  Y  V  I  M  O  R  A
A  J  D  A  P  Y  R  R  C  W  M  T  D  N  U
C  I  T  S  Q  K  F  L  R  T  A  Z  S  N  A
H  S  A  P  L  A  Y  E  D  O  N  O  Q  T  P
```

- [ ] ACTION
- [ ] BELONG
- [ ] COLUMN
- [ ] FACTOR
- [ ] HABITS
- [ ] PLAYED
- [ ] SPIRIT
- [ ] STANDS
- [ ] ATTACH
- [ ] BORING
- [ ] DOMAIN
- [ ] FROZE
- [ ] KOSHER
- [ ] ROOST
- [ ] SPRING
- [ ] STARK

#142

```
U E M M I D        S E I P T S R

E T Y R T P        N G E E R E V

E D C R E E        E E R G N

O D Y B O N        E T H T E

N F E I K          L G I N E T L
```

#143

3	7	5						
	2	9		7			1	3
6		8		3	2			7
5								6
			8	1		5	3	
			6	2			1	
				2				5
	5		7	3				
			5					2

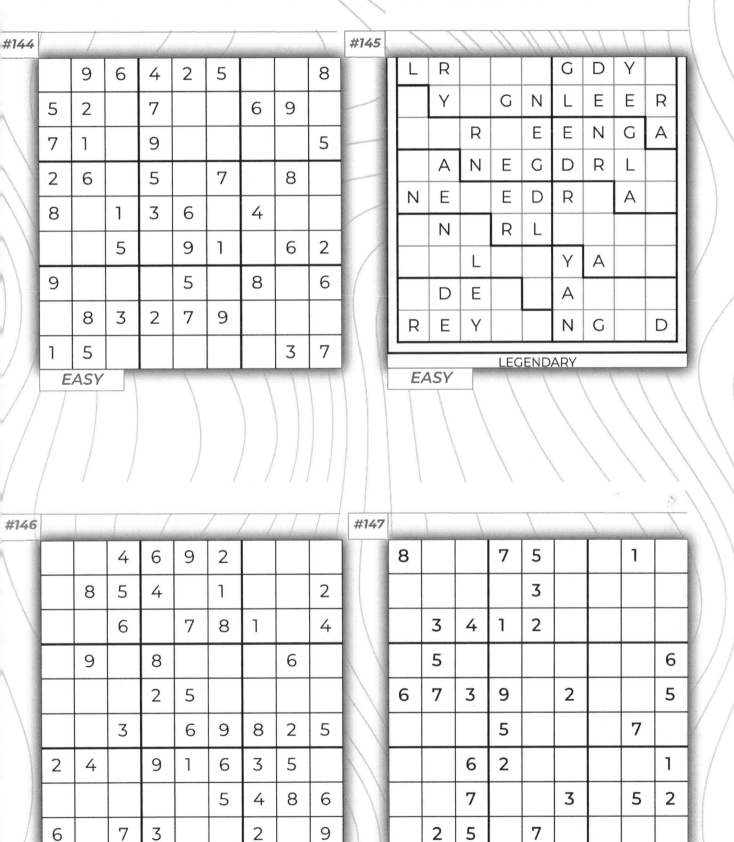

#144 EASY

#145 EASY — LEGENDARY

#146 MEDIUM

#147 HARD

WORDSNAKE

N	P	Y	F	C	J	M	O	U	T
K	O	T	Q	Z	Y	W	O	R	H
C	R	R	Z	Z	I	R	L	H	P
N	R	A	S	E	I	F	V	T	Y
D	N	C	C	W	P	O	C	T	N
V	A	U	U	Y	M	R	T	I	H
I	W	V	D	L	T	O	R	A	R
V	I	E	H	R	S	Q	V	V	W
H	D	L	D	O	W	N	S	U	M
J	D	P	E	P	E	C	H	M	M

- ☐ CARROT
- ☐ FRIZZY
- ☐ MOUTH
- ☐ THROW
- ☐ VIVID
- ☐ COPIES
- ☐ HELPED
- ☐ STORMY
- ☐ TRAIT
- ☐ WORLD

BLACK JACK - 21

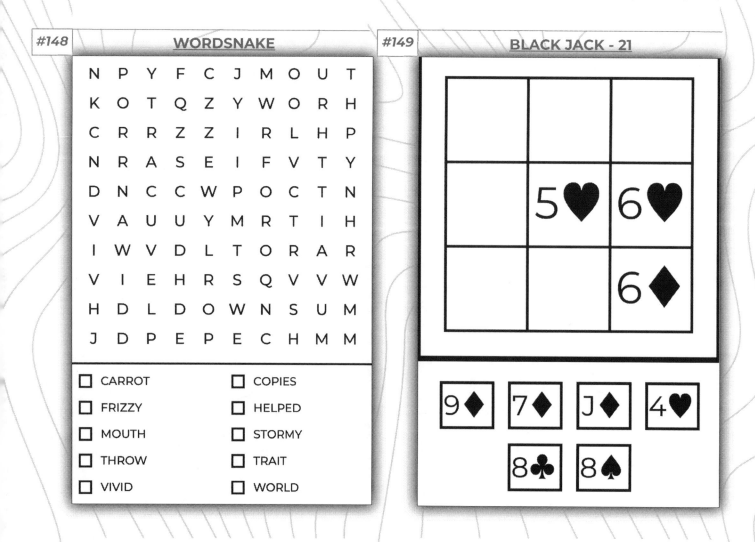

	9					3	6	1
2	5	7		6				
	1					2		7
5	4	1	6	2	3			
		8	9	1	4		3	
		3	5	7		1	4	
4		2				8		5
	8	5	2			4	1	9
1		9		4	5	6		3

EASY

5				4				
				5		3		6
8	9	3	6				4	
				6				3
3	5		7	2				9
	6	2			1		7	
2						7		6
			9				8	
7		9	2					

HARD

☐ APRIL	☐ ASKED
☐ BARTER	☐ CANINE
☐ CLEAN	☐ CRAVE
☐ DARED	☐ DOUBLE
☐ EDIBLE	☐ EMBLEM
☐ FELINE	☐ GLOSSY
☐ JOINED	☐ KNOWN
☐ MAYHEM	☐ SEVERE
☐ SHIVER	☐ TAKEN
☐ VALUED	☐ VIVID

```
E N R L I R P A L R L G E B N
D N G R C J V P Z T Q M E A E
S E I D S B N V A L B O M R K
X S N L D A R E D L O Z B T A
B O N I E T C D E U L A V E T
T P M I O F L M C A P F X R T
E F D E F J E I D N L O E T U
G Y N I H B A N G M A L E E O
D S J Z V Y N K F Z B S V E U
X S A I O I A F N I C A K R G
D O U B L E V M D O R Q Y E B
Q L B W B M X E Y C W U U V D
Y G M P R E V I H S G N J E A
B U Y M N H D E L O I O Y S A
W K E N I N A C K A R G U X H
```

3		6	4			2		
	5	4	7				9	3
2				3	6	1		
8	2		6					4
4	3	1	8			9	6	7
9	6	7	1		3		8	2
		9						1
7		3	5				2	6
	1				7	4		

MEDIUM

MEDIUM

```
W  Y  A  A  R  C  B  Y  G  U  P  L  N  I  M
B  U  M  P  Y  A  G  N  Z  M  I  L  D  Y  N
C  D  M  P  N  K  U  I  Z  N  N  U  U  G  P
Y  J  H  A  T  N  K  D  E  N  O  I  N  S  T
V  A  N  S  I  T  G  D  Y  R  G  M  V  Y  H
I  A  T  T  Q  C  V  L  P  H  A  F  F  Y  H
R  H  E  S  P  I  E  D  I  C  R  O  P  S  S
A  D  B  E  Y  R  I  A  D  D  D  V  R  B  K
L  R  O  I  Y  T  Q  T  G  T  E  D  X  P  O
O  G  R  P  U  S  O  S  L  E  Z  S  O  R  X
S  V  R  O  T  W  N  Z  O  Z  U  Q  C  A  M
M  B  O  C  E  E  Z  H  O  W  O  M  A  N  V
L  F  W  L  A  G  F  C  M  M  I  N  E  D  U
Z  A  S  K  S  O  J  C  Y  H  U  N  T  E  R
H  F  Y  R  Z  G  S  I  G  N  E  D  P  S  B
```

- [ ] BANANA
- [ ] BUMPY
- [ ] DAIRY
- [ ] DRAGON
- [ ] GLOOMY
- [ ] LINED
- [ ] PROUD
- [ ] SNEAKY
- [ ] STRICT
- [ ] UNITED
- [ ] BORROW
- [ ] COPIES
- [ ] DENIM
- [ ] GLIDE
- [ ] HUNTER
- [ ] PLUSH
- [ ] SIGNED
- [ ] SOLAR
- [ ] TOWEL
- [ ] WOMAN

8		1	2		6			4
9	3		4					8
2	4	6			9		7	3
		4	7	9			8	6
		7		4	8	5	9	1
	8	9		2			4	
				7	3			
	9			6			3	2
7	6		9	8	2	4	1	

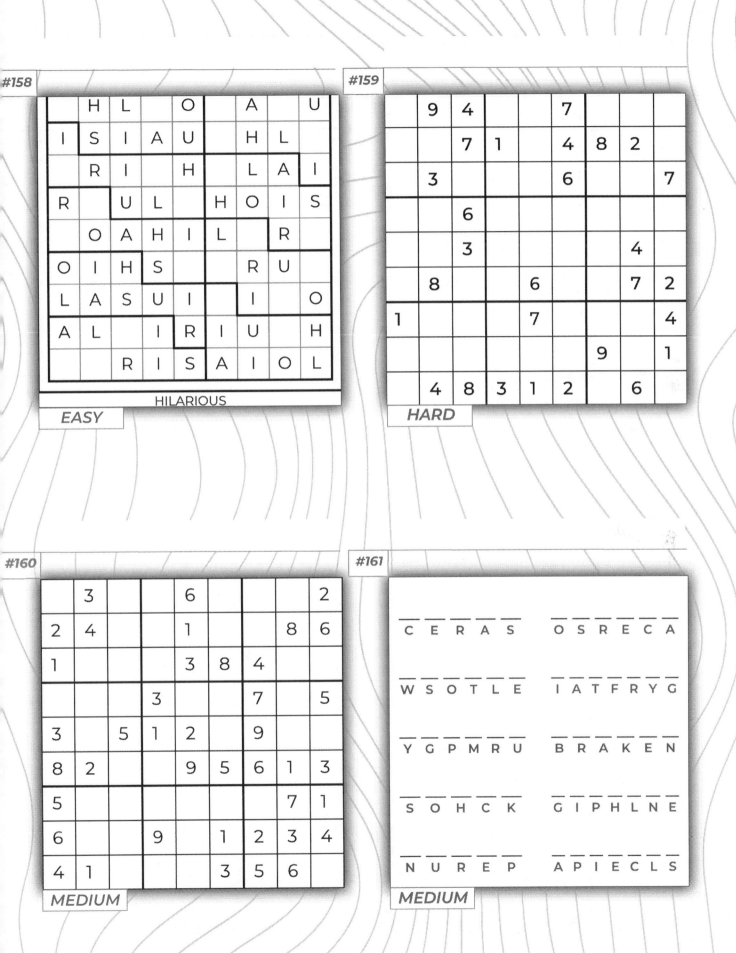

#158

HILARIOUS

EASY

#159

HARD

#160

MEDIUM

#161

C E R A S   O S R E C A

W S O T L E   I A T F R Y G

Y G P M R U   B R A K E N

S O H C K   G I P H L N E

N U R E P   A P I E C L S

MEDIUM

BLACK JACK - 21

WORDSNAKE

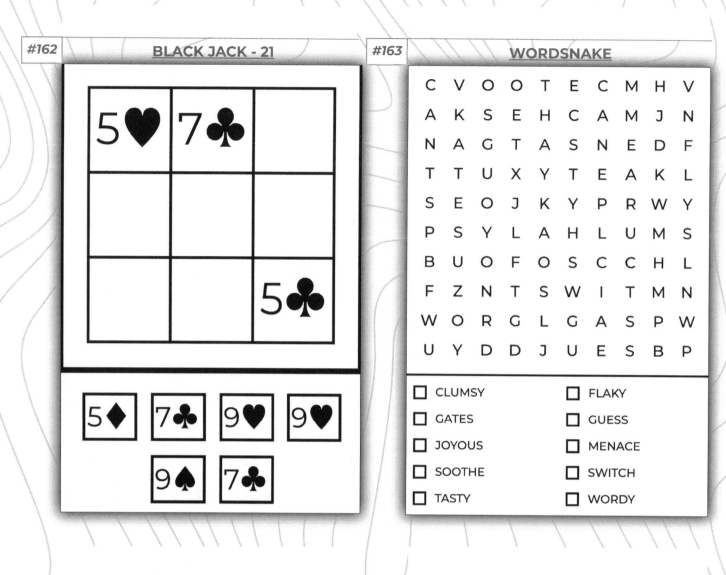

C	V	O	O	T	E	C	M	H	V
A	K	S	E	H	C	A	M	J	N
N	A	G	T	A	S	N	E	D	F
T	T	U	X	Y	T	E	A	K	L
S	E	O	J	K	Y	P	R	W	Y
P	S	Y	L	A	H	L	U	M	S
B	U	O	F	O	S	C	C	H	L
F	Z	N	T	S	W	I	T	M	N
W	O	R	G	L	G	A	S	P	W
U	Y	D	D	J	U	E	S	B	P

- ☐ CLUMSY
- ☐ GATES
- ☐ JOYOUS
- ☐ SOOTHE
- ☐ TASTY
- ☐ FLAKY
- ☐ GUESS
- ☐ MENACE
- ☐ SWITCH
- ☐ WORDY

7			1	9	3	6		
		9	2	6	4		1	
			7	5	8	3	9	2
5		3		8				
	7				9	1		6
6	4		5	2		8	3	
	3				2	9		
2				1				3
9	6	7			5		8	1

MEDIUM

HARD

#166

AMBER ☐   BIRDS ☐
BOSSY ☐   COVER ☐
DEADLY ☐   DECIDE ☐
DUSTY ☐   GENIE ☐
LIKED ☐   LIMIT ☐
MILES ☐   RIVER ☐
SALMON ☐   SOLID ☐
STRIVE ☐   WHILE ☐

```
Y M X M W E C K Z K D U R T D
I N B T B R R X J M U M L L M
S W W K D S D R I B S Y N K O
I A N R L Y R D A W T Q A Q W
S X L I P E L I G C Y O P I G
Y M M M V V A D F J K I R W X
B I Z I O Y T D A Q S Z W E R
T I R J S N U E S E T N I E H
R F P S G Q Z C E L D N L P O
E P O F D P B I L Z E I Z I S
B B O E X X R D I G H A R D O
M E K I H S I E M W R E I J L
A I S T R I V E X X V E R U I
L M L F V A D K T O U R J K D
D M G H D A I O C G R C T V V
```

#167

HARD

		9		7		4	8	
			5					
2		7				5	6	1
8				6				5
		5			4	6	1	9
1			7					
	5	1		9				4
6								7
	8					1		6

#168

EASY

	8		2	3		5	6	7
2	3	6	7		9			
		7	1	8				
	5	4	6		2	7	3	1
3		1		7	8	9	2	
	2			5	4	8		
	2	5	8	4		6	7	
4								
6		8		2	3			9

Word Search #169

```
J  D  E  L  L  A  C  U  L  L  I  T  S  G  C
E  M  J  S  E  R  E  N  E  L  V  F  I  P  Z
G  B  A  M  N  U  S  R  X  L  Y  I  R  A  V
R  R  I  C  A  R  E  E  R  J  F  A  D  L  A
A  I  Y  R  O  O  F  S  T  E  N  S  W  U  L
L  V  K  R  Y  R  G  Q  I  K  G  E  W  V  U
S  L  L  O  A  X  E  S  Z  R  D  L  Y  D  E
M  N  B  I  D  M  T  A  U  R  U  I  D  W  D
L  X  V  W  H  Y  R  M  D  G  I  M  G  B  G
P  E  N  O  E  C  P  I  D  Y  R  N  O  U  G
V  B  S  Q  R  Y  R  O  Y  Y  T  T  G  I  R
O  G  U  A  E  C  H  A  K  I  T  I  V  E  X
L  G  R  K  E  T  F  O  F  O  R  I  H  B  D
D  C  R  Y  E  L  O  K  M  T  N  R  O  Y  L
Q  H  O  M  G  K  P  P  E  G  Y  T  J  H  W
```

- [ ] ADHERE
- [ ] BOTTOM
- [ ] CALLED
- [ ] CAREER
- [ ] CRAFTY
- [ ] FEISTY
- [ ] GIVING
- [ ] GRUMPY
- [ ] KOOKY
- [ ] LARGE
- [ ] METHOD
- [ ] MILES
- [ ] PLEASE
- [ ] PRANK
- [ ] READY
- [ ] RINGED
- [ ] ROOFS
- [ ] SERENE
- [ ] STILL
- [ ] VALUED

Sudoku #170

3				9	6			
4					8	3	6	
	2	9		3	4		7	
				9	6	5		
5	9	2	8		3	7		
	3	6	4			8	9	2
2		1	3	4	7	9	8	
			6					7
8			9			2	3	6

MEDIUM

Sudoku #171

8			9	7			5	4
		4	6					3
	1		8		4	6		
1		9	3			4	6	
		7		1	8		9	
2	4		7			3		8
		6	2	8	9		4	1
	9	1	5	4		2	8	
4	2			6		9		5

EASY

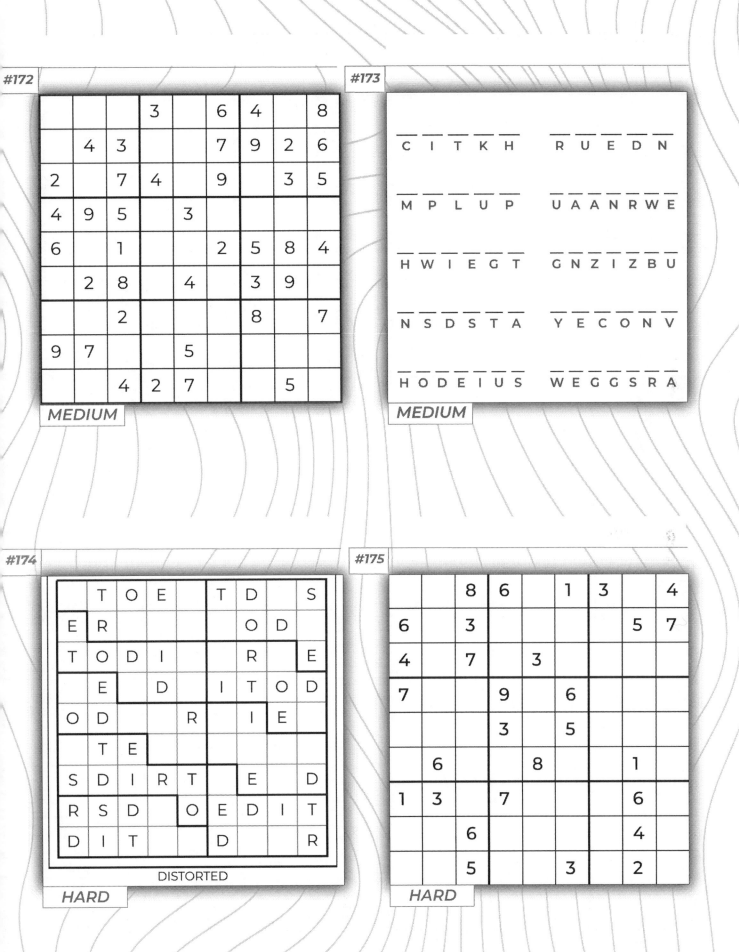

#172 — MEDIUM

#173 — MEDIUM

#174 — DISTORTED — HARD

#175 — HARD

WORDSNAKE

BLACK JACK - 21

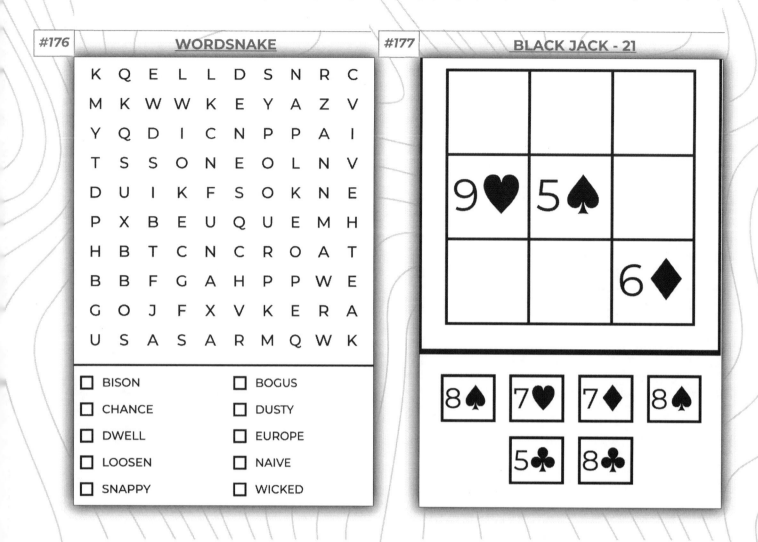

```
K Q E L L D S N R C
M K W W K E Y A Z V
Y Q D I C N P P A I
T S S O N E O L N V
D U I K F S O K N E
P X B E U Q U E M H
H B T C N C R O A T
B B F G A H P P W E
G O J F X V K E R A
U S A S A R M Q W K
```

☐ BISON   ☐ BOGUS

☐ CHANCE   ☐ DUSTY

☐ DWELL   ☐ EUROPE

☐ LOOSEN   ☐ NAIVE

☐ SNAPPY   ☐ WICKED

			9	6			
4		3	2		6		
5		9			7		8
7		1		2	8		9
6			9	5			
		5		7		4	
	5	2					
		7		5	3		
		6	7				2

HARD

	3	6	9					
			3			5	8	
				7		6		9
	5	4	8	9	6			7
6	2	7	1	3	4	9	5	
	8	9	5				4	
	6	3				4		1
9		8	4	1				5
2		1	6		9			3

MEDIUM

- ☐ BATTLE
- ☐ CITRUS
- ☐ ENDING
- ☐ FANCY
- ☐ IMAGES
- ☐ KNIFE
- ☐ LIZARD
- ☐ SEASON
- ☐ SMILE
- ☐ STALE
- ☐ STILL
- ☐ THREE
- ☐ TRUCE
- ☐ VAGUE
- ☐ WINCE
- ☐ YOUNG

```
Y L X K C P F X O L K X G S G
T H U N U Y T U E K Q D A E T
O T H R E E R H N S I T I G R
C I T R U S F Y D D T F D A U
U P X F T M A P I Y H I B M C
O F E J H H N Z N F X P L I E
A G E G N J C Q G U J E J L R
K K L T H Y B C U F Q E B L
S E A S O N I T A I K L N I G
P G T K C E S O N T I Y Z J I
Z M S Y U D F K A M T A F W W
T E X G O D E J S T R L A P I
W F A M L U G E F D Z K E W N
J V P Y X P N Y Z B B R F E C
X M L I A C B G R S R F X B E
```

3						4		2
	2	1	3		8			
5	6	9		2		7	3	8
1		2	7					3
			2	5	3	1	4	
7					1	2	5	9
			8	1		9		
	8		4	6				1
6	1	7	9	3	2	5	8	

EASY

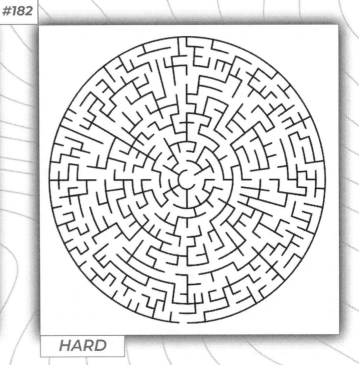

HARD

T	E	L	Z	Z	U	P	X	C	W	N	S	G	U	G
U	H	D	R	F	E	I	R	B	Y	V	N	D	Y	D
K	X	I	A	E	Q	B	R	A	W	L	W	K	H	F
T	H	N	E	I	K	X	X	C	A	R	O	O	T	H
H	F	A	E	F	L	A	R	H	O	U	R	S	A	R
H	U	Q	K	S	Q	Y	B	O	F	M	C	K	P	T
C	F	F	E	U	O	E	R	D	Z	T	G	E	A	L
K	K	F	E	A	H	O	P	G	N	I	R	A	D	U
X	F	N	B	N	Y	K	L	R	E	F	L	O	G	N
U	C	I	O	A	C	S	P	B	W	E	R	R	H	P
H	T	F	L	U	T	U	O	S	R	G	E	G	W	E
Q	H	J	L	A	L	T	T	I	H	P	L	R	C	I
U	Q	P	N	L	T	M	G	M	P	A	C	T	V	E
T	L	C	E	O	M	I	V	U	P	R	R	M	D	Z
C	E	D	M	O	R	S	S	Z	A	D	Y	E	R	Q

- [ ] APATHY
- [ ] BOTTOM
- [ ] BRIEF
- [ ] DAILY
- [ ] GOLFER
- [ ] LOOSEN
- [ ] PULLED
- [ ] QUENCH
- [ ] SHARE
- [ ] SUPPER
- [ ] BAKER
- [ ] BRAWL
- [ ] CROWNS
- [ ] DARING
- [ ] HOURS
- [ ] PLUCK
- [ ] PUZZLE
- [ ] ROYAL
- [ ] STANCE
- [ ] THIEF

#184

				N	G	R	
		E	G		I		
N	I			T	R	E	
T	E			E	N	I	
			E	N	T		N
		T					E
E	G			I		R	
R		I	N			T	E

ENTERING

#185

5		3		8	4	6	9	
4	1	6	7	3	9	2		
	2							7
					1			8
2			7			5		
	5			9		1		4
		2		5	3			
					2			
				7				

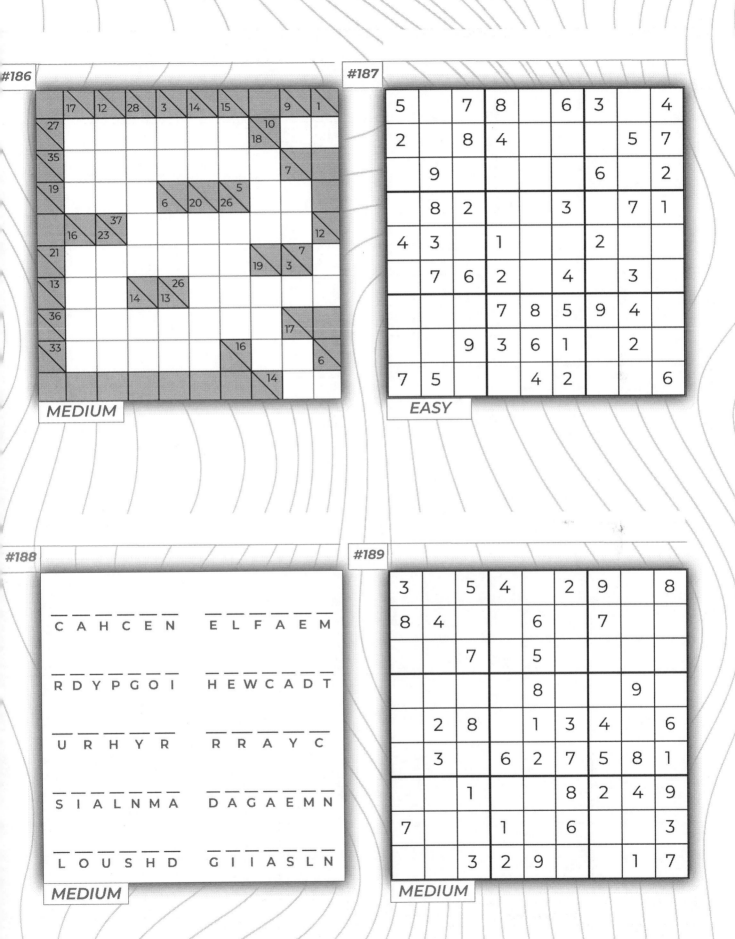

#186 MEDIUM

#187 EASY

#188 MEDIUM

#189 MEDIUM

BLACK JACK - 21

WORDSNAKE

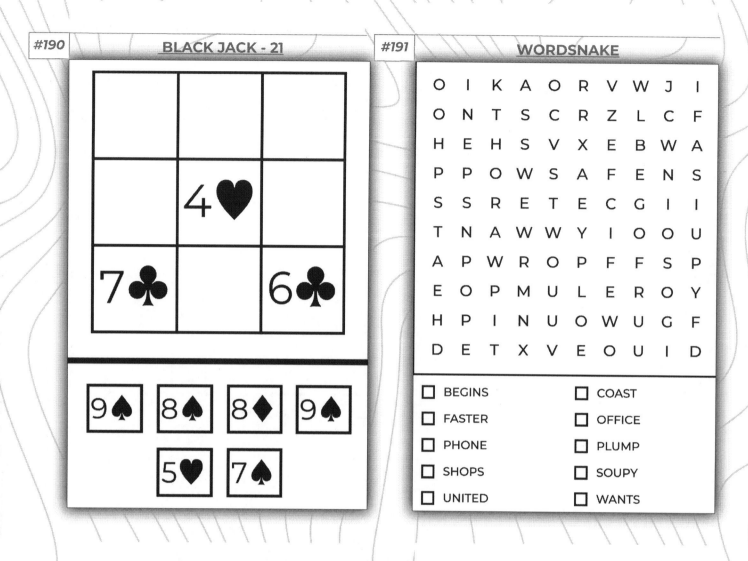

O	I	K	A	O	R	V	W	J	I
O	N	T	S	C	R	Z	L	C	F
H	E	H	S	V	X	E	B	W	A
P	P	O	W	S	A	F	E	N	S
S	S	R	E	T	E	C	G	I	I
T	N	A	W	W	Y	I	O	O	U
A	P	W	R	O	P	F	F	S	P
E	O	P	M	U	L	E	R	O	Y
H	P	I	N	U	O	W	U	G	F
D	E	T	X	V	E	O	U	I	D

- ☐ BEGINS
- ☐ FASTER
- ☐ PHONE
- ☐ SHOPS
- ☐ UNITED
- ☐ COAST
- ☐ OFFICE
- ☐ PLUMP
- ☐ SOUPY
- ☐ WANTS

		5		8			2	
					3			
1			6	7			4	
	7		9	4		2	5	
				2			8	
2		6						4
		3	2	9			7	
7			8				3	
	9			5	7			2

HARD

			4	1		2	7	
	5			2	8			3
			9	3		1		
4	1		2	9		3		6
8				4	1		2	7
	2	7	6		3	4	5	
7			1	5	9	8		4
	4			7			3	
5	8			6		7	1	2

EASY

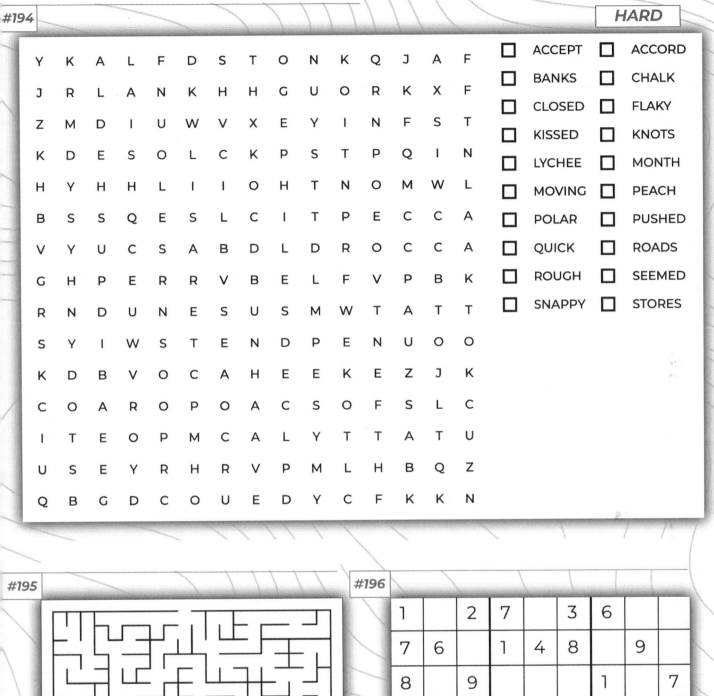

```
Y  K  A  L  F  D  S  T  O  N  K  Q  J  A  F
J  R  L  A  N  K  H  H  G  U  O  R  K  X  F
Z  M  D  I  U  W  V  X  E  Y  I  N  F  S  T
K  D  E  S  O  L  C  K  P  S  T  P  Q  I  N
H  Y  H  H  L  I  I  O  H  T  N  O  M  W  L
B  S  S  Q  E  S  L  C  I  T  P  E  C  C  A
V  Y  U  C  S  A  B  D  L  D  R  O  C  C  A
G  H  P  E  R  R  V  B  E  L  F  V  P  B  K
R  N  D  U  N  E  S  U  S  M  W  T  A  T  T
S  Y  I  W  S  T  E  N  D  P  E  N  U  O  O
K  D  B  V  O  C  A  H  E  E  K  E  Z  J  K
C  O  A  R  O  P  O  A  C  S  O  F  S  L  C
I  T  E  O  P  M  C  A  L  Y  T  T  A  T  U
U  S  E  Y  R  H  R  V  P  M  L  H  B  Q  Z
Q  B  G  D  C  O  U  E  D  Y  C  F  K  K  N
```

- [ ] ACCEPT
- [ ] ACCORD
- [ ] BANKS
- [ ] CHALK
- [ ] CLOSED
- [ ] FLAKY
- [ ] KISSED
- [ ] KNOTS
- [ ] LYCHEE
- [ ] MONTH
- [ ] MOVING
- [ ] PEACH
- [ ] POLAR
- [ ] PUSHED
- [ ] QUICK
- [ ] ROADS
- [ ] ROUGH
- [ ] SEEMED
- [ ] SNAPPY
- [ ] STORES

MEDIUM

1		2	7		3	6		
7	6		1	4	8		9	
8		9				1		7
5	7			3				
		4			7	3		5
3		6		2	4	8	7	
2		1		6	9	7		4
		7		8	5			3
4					1	9		

MEDIUM

```
W  F  R  O  A  R  E  I  L  A  N  O  D  U  U
K  R  E  L  C  F  L  J  A  I  L  E  R  T  K
X  V  Q  V  G  O  N  J  Y  Q  K  Q  E  D  D
F  A  M  I  S  T  Y  Z  K  M  P  Q  T  S  A
C  R  T  G  L  U  C  R  D  E  E  C  K  O  S
P  R  D  V  C  R  U  P  L  E  A  F  F  L  O
R  E  D  Q  R  S  R  O  L  O  C  Q  A  A  C
O  S  Y  Y  T  E  S  I  I  Y  O  I  A  R  I
O  T  B  R  G  Z  E  N  H  S  O  S  D  M  A
F  L  Z  U  I  O  W  T  K  M  R  X  E  E  L
Q  A  F  Z  O  V  R  E  E  R  A  N  X  N  G
T  E  Z  W  O  R  K  E  D  H  N  A  Z  E  M
R  V  R  G  A  R  Y  R  N  W  G  H  M  T  B
F  E  K  Y  U  M  M  Y  I  O  E  L  Q  V  W
V  R  E  Z  K  X  M  F  M  M  I  E  Q  K  W
```

- [ ] ARREST
- [ ] CLERK
- [ ] CURSE
- [ ] DECIDE
- [ ] JAILER
- [ ] LOOSEN
- [ ] MISTY
- [ ] ORANGE
- [ ] POINT
- [ ] PROOF
- [ ] REFUGE
- [ ] REVEAL
- [ ] SOCIAL
- [ ] SOLAR
- [ ] WORKED
- [ ] YUMMY

6	1					8	3	
	7	8						
	3	5		4	8	7	9	6
1	8	4		2		6	7	
3	5	6	7		1	4		9
	9	2			3	1	5	
	4			1				7
	6	1				3	8	2
8	2						4	1

```
_  _  _  _  _  _          _  _  _  _  _  _
D  T  U  N  E  I          L  N  L  G  C  I  A

_  _  _  _  _  _          _  _  _  _  _  _
P  D  E  N  R  I  T       E  S  E  E  L  V

_  _  _  _  _  _          _  _  _  _  _  _
I  I  T  G  N  F  T       N  L  I  S  E  T

_  _  _  _  _  _          _  _  _  _  _
T  I  P  C  A  L  A       A  E  C  N  L

_  _  _  _  _  _          _  _  _  _  _  _
H  R  T  E  U  N          O  S  R  R  W  O
```

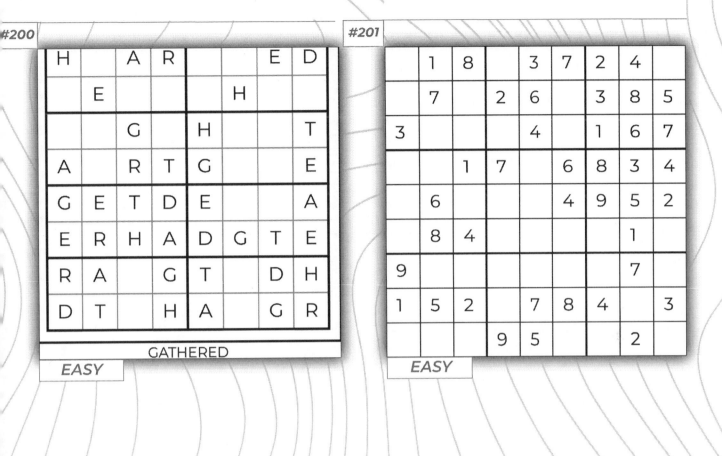

#200

GATHERED

EASY

#201

EASY

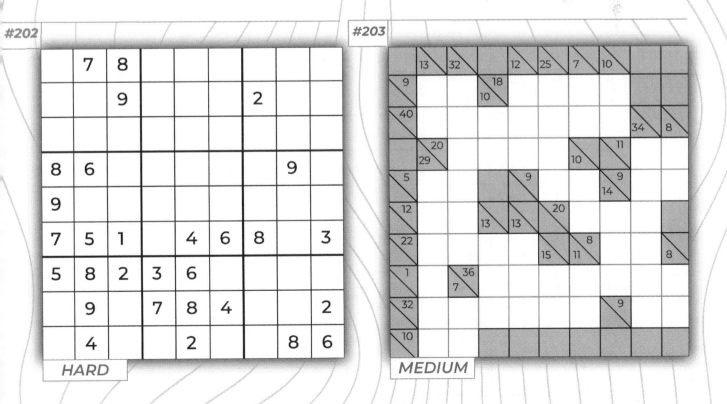

#202

HARD

#203

MEDIUM

WORDSNAKE

```
T  V  E  J  C  R  F  Y  H  Z
D  U  E  U  D  E  D  N  B  J
R  I  D  O  G  R  O  A  H  N
K  R  P  E  I  D  P  I  A  M
C  H  A  H  S  A  S  J  T  S
T  Z  M  P  T  E  Z  P  L  C
W  R  D  X  E  R  R  A  N  O
S  I  T  T  I  T  A  M  P  E
T  B  O  L  E  O  W  I  D  R
M  S  X  H  C  T  I  A  R  Y
```

- ☐ BOTTLE
- ☐ DIARY
- ☐ EASTER
- ☐ PRIDE
- ☐ WITCH
- ☐ CHAMP
- ☐ DROPS
- ☐ HANDED
- ☐ TAMPER
- ☐ WRIST

BLACK JACK - 21

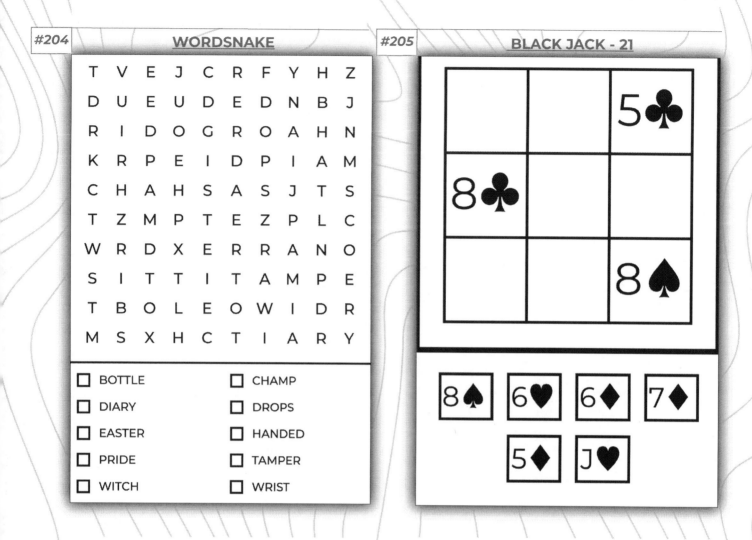

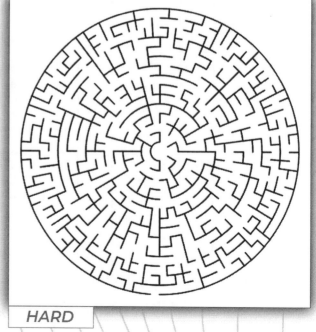

	1		2	7			3	
4	7			5			1	6
	3				8			5
6	2			9	1	3	5	
	9	3			2			
1				3	4		6	2
9	5		4		7	6	2	
			6	1	3	5	7	9
	6	7				4		

MEDIUM

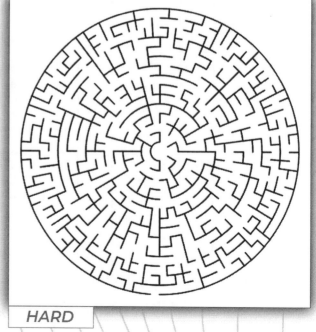

HARD

Word List

- [ ] ACHING
- [ ] ADORE
- [ ] AUTHOR
- [ ] CARING
- [ ] CAUGHT
- [ ] CLOUDS
- [ ] GIRLS
- [ ] GREASE
- [ ] HUMAN
- [ ] LEGACY
- [ ] LIVELY
- [ ] MINER
- [ ] PLUMP
- [ ] REWARD
- [ ] SCENT
- [ ] SWARM
- [ ] TAMPER
- [ ] THROW
- [ ] UDDER
- [ ] UNRIPE

```
M  T  B  N  J  J  R  M  I  E  S  A  E  R  G
T  I  L  C  T  S  E  M  A  P  U  N  K  K  V
D  H  N  Y  C  Z  P  F  M  G  H  U  M  A  N
M  R  G  E  K  L  M  P  L  X  I  X  Y  I  O
P  R  N  U  R  K  A  S  N  Y  G  R  U  W  I
L  T  A  K  A  Y  T  I  Y  N  W  Y  L  J  V
U  F  N  W  L  C  Y  C  I  L  O  J  W  S  X
M  Z  L  E  S  C  A  R  N  V  R  N  W  G  A
P  B  V  J  Q  G  A  R  S  H  H  L  N  U  A
I  I  G  P  E  C  C  H  R  Q  T  I  T  R  D
L  A  A  L  H  H  F  W  N  F  H  H  A  E  O
X  E  Z  L  S  D  U  O  L  C  O  E  Z  W  R
D  O  W  R  U  J  B  W  A  R  D  F  K  A  E
A  G  U  N  R  I  P  E  N  B  U  S  Q  R  U
N  W  K  B  K  G  U  D  D  E  R  J  Z  D  H
```

#209 — EASY

			9		3			
3	1	5		6				
		9	8		5	7		1
6	8	4		5				
	7	1		3		8	5	9
5	9	3			1	4		
9	3		5	7		1	8	4
8				9		5		3
1		7	3	4		2		6

#210 — HARD

	2	9	3		1		5	7
3					8			1
5	1	6					2	
			8	9	2		1	
	9	4					6	
			1				7	9
			6		2			
			8	3				
2	8							

```
Y  U  S  H  U  N  F  Y  Q  C  E  U  E  R  W
A  O  D  L  G  I  F  T  S  E  A  D  N  I  W
G  E  P  Q  E  A  I  O  T  A  T  L  W  T  V
H  Z  J  N  U  E  C  E  N  T  U  Z  L  Q  R
I  O  H  T  H  N  P  T  E  E  I  P  Z  E  I
L  N  O  W  M  S  C  Y  O  N  H  W  A  S  D
B  S  N  D  P  M  W  L  G  R  D  E  T  F  K
T  V  P  Z  I  P  I  Z  E  E  H  O  L  S  K
R  T  N  P  H  E  P  A  U  Q  L  I  A  G  R
E  O  F  O  R  M  A  L  L  Q  P  X  S  E  L
I  W  W  R  B  R  A  Y  H  A  O  U  L  T  A
O  E  L  O  J  V  N  L  E  N  R  I  O  P  E
I  R  A  W  R  O  C  K  S  I  E  M  B  R  F
R  S  F  O  B  D  L  P  S  F  V  B  M  H  G
G  V  O  E  U  U  S  H  R  D  E  N  Y  W  J
```

- [ ] ACTOR
- [ ] ATLAS
- [ ] EATEN
- [ ] FORMAL
- [ ] GROUP
- [ ] RELIEF
- [ ] TOWERS
- [ ] VALUED
- [ ] ALARM
- [ ] CALLED
- [ ] EBONY
- [ ] GIFTS
- [ ] HOODIE
- [ ] SLEEPY
- [ ] UNCLE
- [ ] WORDS

	P				E	E	
A	D	E		P	H	P	N
N			A	H	P	E	E
	H	P			A		D
	A			E	P	P	
P			P	D	H	E	
E		A	P	E			
	E		D		N	A	

HAPPENED

7		9	1	2	4	5	8	
2		5						3
	6	8	5	3		4	9	2
	1		7	6		8	2	
6	7	2		8	5		3	
	9	4		1	3	7	6	5
			9	5		6	4	7
		7	6		1	3	5	8
	5		3		8	2		9

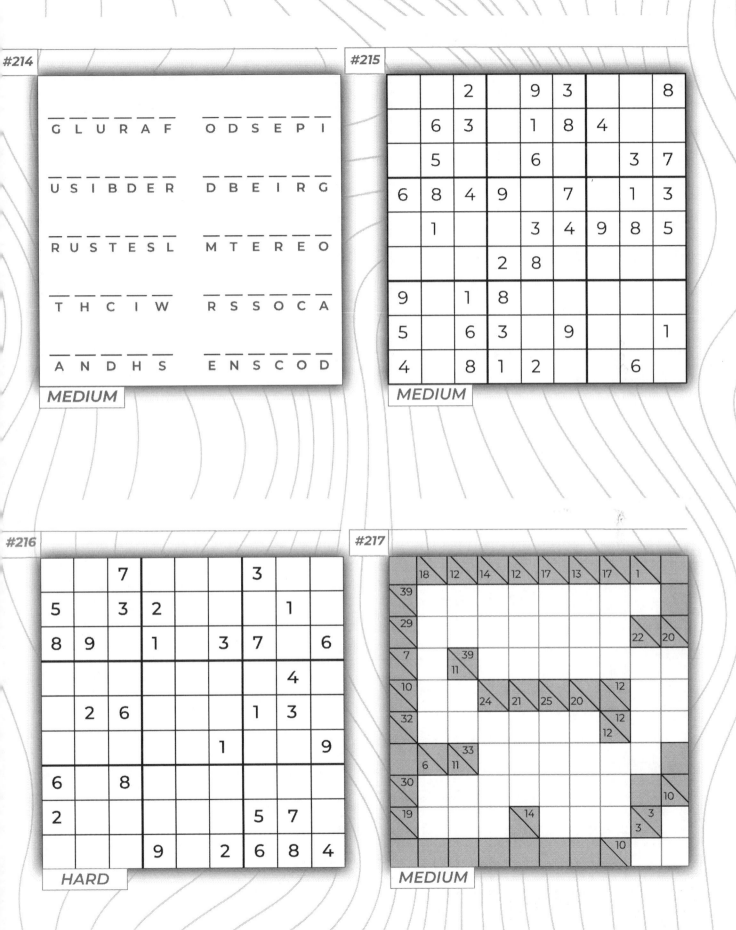

#214

G L U R A F   O D S E P I

U S I B D E R   D B E I R G

R U S T E S L   M T E R E O

T H C I W   R S S O C A

A N D H S   E N S C O D

MEDIUM

#215

		2		9	3			8
	6	3		1	8	4		
	5			6			3	7
6	8	4	9		7		1	3
	1			3	4	9	8	5
			2	8				
9		1	8					
5		6	3		9			1
4		8	1	2			6	

MEDIUM

#216

		7				3		
5		3	2				1	
8	9		1		3	7		6
							4	
	2	6				1	3	
				1				9
6		8						
2						5	7	
		9		2	6	8	4

HARD

#217

MEDIUM

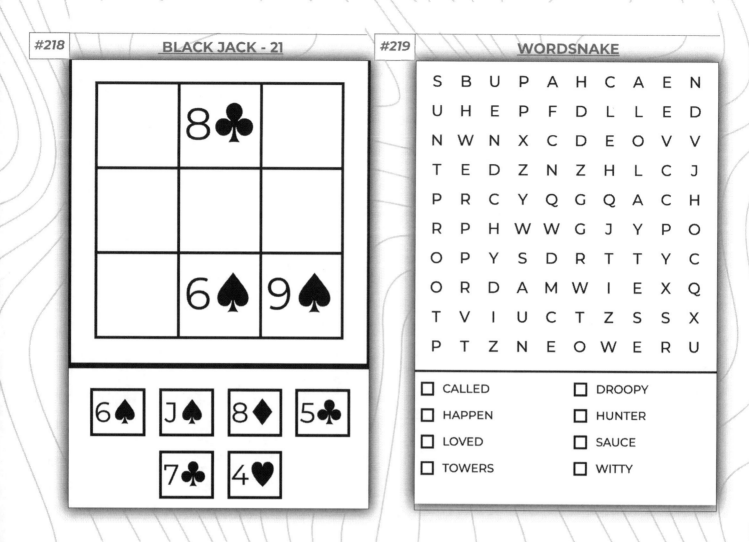

#219 WORDSNAKE

S	B	U	P	A	H	C	A	E	N
U	H	E	P	F	D	L	L	E	D
N	W	N	X	C	D	E	O	V	V
T	E	D	Z	N	Z	H	L	C	J
P	R	C	Y	Q	G	Q	A	C	H
R	P	H	W	W	G	J	Y	P	O
O	P	Y	S	D	R	T	T	Y	C
O	R	D	A	M	W	I	E	X	Q
T	V	I	U	C	T	Z	S	S	X
P	T	Z	N	E	O	W	E	R	U

- ☐ CALLED
- ☐ HAPPEN
- ☐ LOVED
- ☐ TOWERS
- ☐ DROOPY
- ☐ HUNTER
- ☐ SAUCE
- ☐ WITTY

#220

		9	4	2		8	3	5
5	7			3		2	1	
2			5	1	8	7		6
			1	7	9	6	8	
	8				3	9		
1		6		8				7
		1	3	6		4	7	
4	6						2	8
9	2		8		5		6	

MEDIUM

#221

				1	2	4	6	
	4			9	8			7
				3	7		1	
	7	1					2	
				5			9	
	2		1	7		6	3	4
			6			5	8	
		2						
	8	6				9		

HARD

```
B  D  E  K  L  A  W  R  O  N  L  F  O  S  Z
L  I  F  G  G  V  S  G  P  C  B  Y  K  D  E
G  I  W  B  Z  S  I  W  Z  H  P  T  A  L  E
N  Q  L  E  T  D  D  E  U  O  X  V  E  E  G
I  I  B  A  D  H  N  W  O  B  Y  R  I  D
T  R  B  Y  C  D  T  P  B  S  W  B  F  U
A  L  K  O  B  E  P  C  U  E  S  O  Y  X  J
E  Y  J  C  R  Z  B  X  T  R  N  L  N  N  W
K  N  T  Y  B  F  L  Z  E  Z  I  L  Z  Y  S
S  P  C  S  D  C  B  S  I  C  A  O  I  E  G
N  M  Y  E  A  E  D  I  U  G  R  H  T  W  B
P  M  R  R  Z  H  N  A  X  S  T  O  L  D  B
Q  M  R  A  K  U  O  U  E  F  N  E  C  H  I
I  G  A  O  F  V  H  E  B  U  C  Q  X  W  B
U  K  C  O  D  D  T  B  A  W  A  L  K  S  U
```

- ☐ BREAK
- ☐ CARRY
- ☐ CHOOSE
- ☐ EATING
- ☐ FARMS
- ☐ FIELDS
- ☐ GIDDY
- ☐ GUIDE
- ☐ HASTY
- ☐ HOLLOW
- ☐ HUNTER
- ☐ JUDGE
- ☐ LILAC
- ☐ NOTES
- ☐ STABLE
- ☐ TRAINS
- ☐ VIEWS
- ☐ WALKED
- ☐ WALKS
- ☐ ZEBRA

6	7	8	2	3	1			9
5		9	4		7			
		4	9		8		6	
	4	2	5	9	6		7	
3	6					9	8	
		5			3	6		4
	5	1		2			3	
	8			1			9	
	2	6			5		4	1

MEDIUM

		8				1	2	
1	5			4			6	7
	4	6	1		7	8		
			9	2	3	7		5
3	7		5			2	9	8
9			7			6	1	
	1	3	8		5		7	
6	8		4	9	2		3	1
	9						8	6

EASY

Word Search #225

```
Y  A  T  P  V  T  U  B  C  Q  J  Y  Y  V  D
X  F  Y  I  Z  F  T  W  O  N  J  L  L  T  J
V  X  X  E  T  A  X  S  M  W  E  M  Q  W  G
O  Z  C  C  J  F  P  S  G  D  E  K  G  P  B
D  U  O  R  S  U  P  O  O  S  R  L  A  N  C
R  O  F  E  S  N  Q  M  T  X  H  O  S  T  Z
U  Q  F  E  W  N  W  B  A  R  B  E  R  Y  K
M  T  I  P  D  Y  C  J  M  M  V  T  E  Y  X
S  I  N  Y  G  S  T  O  D  I  E  D  S  P  D
P  I  C  N  I  C  C  L  P  Z  E  R  E  A  P
L  C  V  B  Y  O  W  D  E  C  I  M  R  H  E
C  Z  V  Q  R  E  G  E  E  F  X  E  G  Q  P
F  R  U  R  U  H  N  R  D  W  D  U  E  E  N
H  D  S  G  M  S  A  Y  C  N  A  D  S  F  X
U  L  R  G  S  T  V  X  N  L  F  G  M  D  W
```

☐ BARBER	☐ BOWELS
☐ COFFIN	☐ CREEPY
☐ DARED	☐ DRUMS
☐ FUNNY	☐ LAUGH
☐ MODEL	☐ OLDER
☐ PICNIC	☐ RECEDE
☐ SHEEP	☐ SNEEZE
☐ TAKEN	☐ TOPAZ

#226 (HARD)

5	2			9				8
	1	6					5	
	9	3		1				7
	6	9						
						5	9	
	8				2	7		1
9	3		4		7		2	
1			2					6
				5				4

#227 (EASY)

7			5	9	6			
1		2		8		9		
9	5			2	3	7	4	
	2	9	3		1	4	5	
3		7		5	8	6		
5	1	6		9			2	
	9				7	5	8	3
	7	5	8	3	2			9
	3					7		

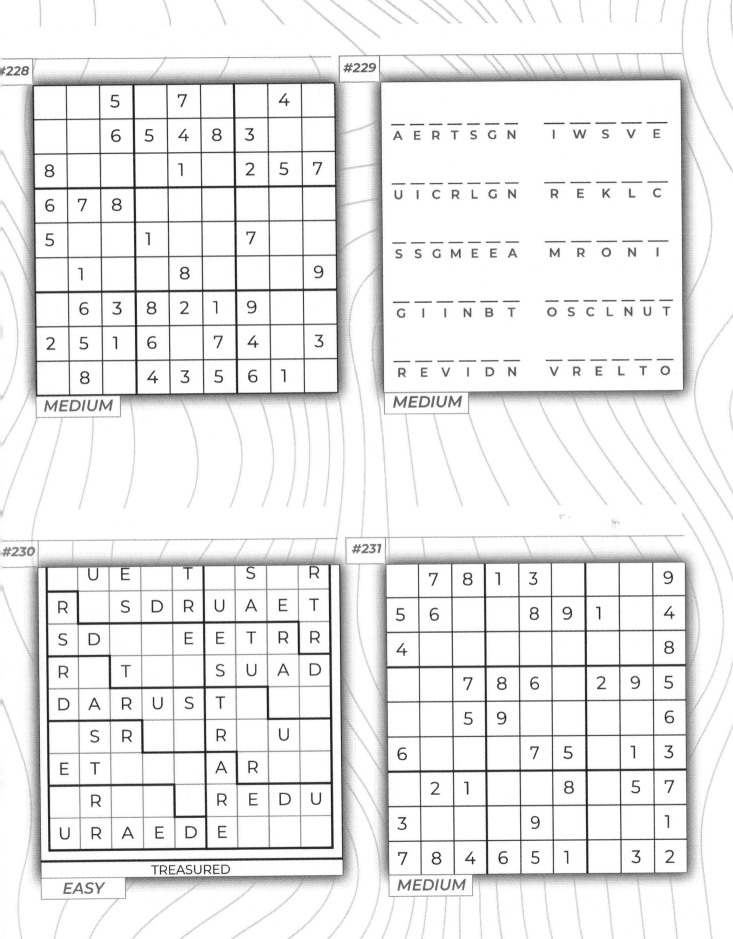

#228 — MEDIUM

#229 — MEDIUM

#230 — TREASURED — EASY

#231 — MEDIUM

#232   <u>WORDSNAKE</u>

```
F  P  R  Z  Y  Z  A  T  Z  A
D  R  O  L  N  E  A  D  W  L
G  E  N  K  T  C  E  M  A  X
X  E  S  R  E  A  K  U  B  M
O  B  W  I  L  L  I  S  E  Z
C  M  P  D  O  S  U  U  A  D
U  H  T  F  Z  U  N  A  N  N
U  T  M  F  G  B  A  F  T  R
R  S  O  I  T  N  C  W  F  E
O  T  S  R  S  A  M  O  X  B
```

- ☐ ALIKE
- ☐ BANANA
- ☐ CENTER
- ☐ FIRST
- ☐ UTMOST
- ☐ AMUSE
- ☐ BOXES
- ☐ DRONE
- ☐ SOLID
- ☐ WOMAN

#233   BLACK JACK - 21

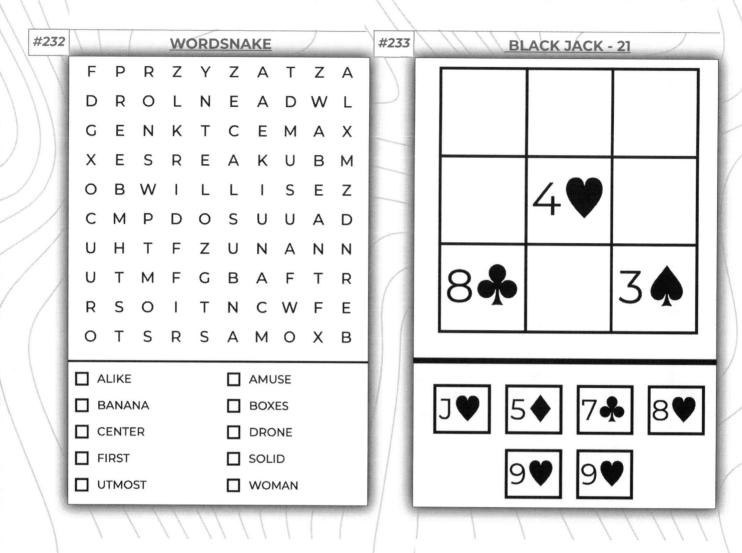

#234

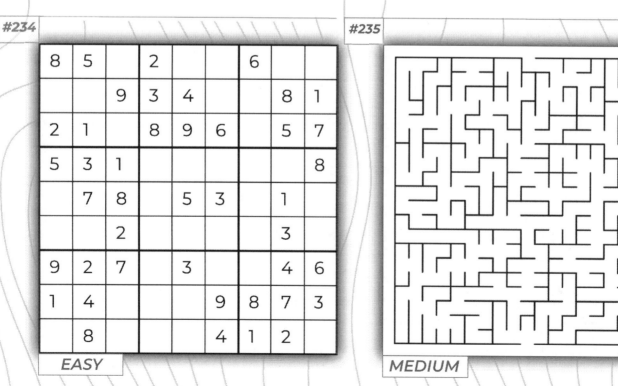

EASY

#235

MEDIUM

- [ ] BATHS
- [ ] BOTTOM
- [ ] CROWD
- [ ] DIZZY
- [ ] GIANT
- [ ] LIFTED
- [ ] MINTY
- [ ] TASTY
- [ ] UTMOST
- [ ] WOMAN
- [ ] BEFORE
- [ ] CHALK
- [ ] DEADLY
- [ ] ERUPT
- [ ] JUNGLE
- [ ] LYING
- [ ] SYMBOL
- [ ] TOWERS
- [ ] VISIT
- [ ] ZEBRA

```
U G F V I M Z M X T J G D H W
D Z N L O H C R J U N G L E S
N W V I N K T B L H D R J I U
K W O G Y D N P B N A M O W T
B U U R O L A M S E M F Z A K
P I T C C Y I R I R F F L T X
L H M S L F G O B N E O Z H L
S L O H Z A P K R E T W R H I
H S S T I S I V C G Z Y O E F
K D T A X O S H M S Y D W T T
J S M B Y N A O Y L I C H J E
W Y J T N L T M D Z S K B R D
F B S P K T B A Z M E O U I E
V A V E O O E Y T S D P X X J
T D G B L D V H T J T N O F B
```

#237

```
  7 . | . . 2 | . . .
  . . | 4 7 6 | 3 . .
  4 . | 1 . 7 | . . 8
  7 . 4 | . 3 8 | 9 . 5
  . . . | . . . | . . 6
  3 9 . | . 1 . | . . .
  6 . . | 7 . 5 | . . .
  . 7 . | . . . | . . .
  . 5 2 | 3 . . | 7 1 .
```

#238

```
  . 5 4 | 7 . 1 | 2 8 .
  . . 7 | . 4 . | . 9 1
  1 . 9 | . 5 . | . 4 7
  . . . | 5 . 2 | 8 . 9
  . . . | 8 . . | 5 . .
  5 9 . | 4 . 3 | 6 7 2
  9 . . | 8 3 . | . . .
  . 4 5 | . 7 6 | . . .
  7 3 6 | 2 . . | 9 4 .
```

```
P  M  Q  D  Z  L  Y  F  W  K  R  Y  N  W  T
G  E  Q  Z  W  T  W  F  N  A  Y  Y  C  B  S
B  M  L  E  U  R  C  I  K  K  L  Q  H  T  C
P  A  Y  F  K  D  T  T  D  N  Y  K  O  M  C
Y  Y  T  Q  E  J  O  S  S  R  A  R  S  N  R
C  O  T  Y  S  P  O  O  N  M  E  R  K  Z  E
A  R  E  T  D  Y  A  U  T  U  M  N  P  L  M
Y  F  P  M  K  D  K  Q  P  K  E  R  W  I  O
E  L  V  D  Y  U  Y  I  X  S  E  I  L  V
L  Q  S  H  J  R  J  R  J  R  E  W  L  A  E
P  W  I  I  E  T  U  N  I  M  R  O  U  C  Y
U  I  J  L  R  K  X  M  Q  E  O  L  F  I  O
O  J  P  C  E  G  A  F  S  L  T  F  W  S  X
C  P  Z  H  Q  Z  O  B  Q  D  S  M  A  R  Q
A  K  K  U  Q  K  M  M  W  K  W  N  L  S  W
```

- [ ] APPLE
- [ ] AUTUMN
- [ ] COUPLE
- [ ] CRUEL
- [ ] DRUMS
- [ ] FLOWER
- [ ] GRISLY
- [ ] LAWFUL
- [ ] LILAC
- [ ] MAYOR
- [ ] MINUTE
- [ ] PETTY
- [ ] PRANK
- [ ] REMOVE
- [ ] RUDDY
- [ ] SPOON
- [ ] STIFF
- [ ] STORE
- [ ] STORES
- [ ] WALKS

		9						
6		7	1		5			
2				9	6			
4			3		9			8
7	1		6		4			
	6	3			8	5		
8	9						1	5
3		1			9			
			9		1			

#242 — MEDIUM

			2	9	4	1		
6					7	4	3	
	1	7	6	8		5	2	9
7		5	8		6			
2			7	4		3	8	
	9		1					6
8			4	6		9		3
9	7			5	8	6		
	3			7	2			4

#243 — MEDIUM

```
A N N H E C E      E C A U S

O S N E T          S E S O A N

T O E M S U C      E S U R P

H T R O W          R O U H U M

A E R N D C        E T B E R T
```

#244 — EASY

	9		1			6	8	2
2	6	7		5		3	4	1
3				6			9	
4	3			2				9
9	2	6	3			4		
7	8	5			6		2	
	4	2	6		3	5		
		3		2	8	9	1	4
		9		1	5			

#245 — HARD

			1		2		8	6
1		2	9	8	3	7		
		3			2			
	9							5
		6		5	9	3		8
		3	9					2
				1	4			
								7
	8		5		6			3

BLACK JACK - 21

WORDSNAKE

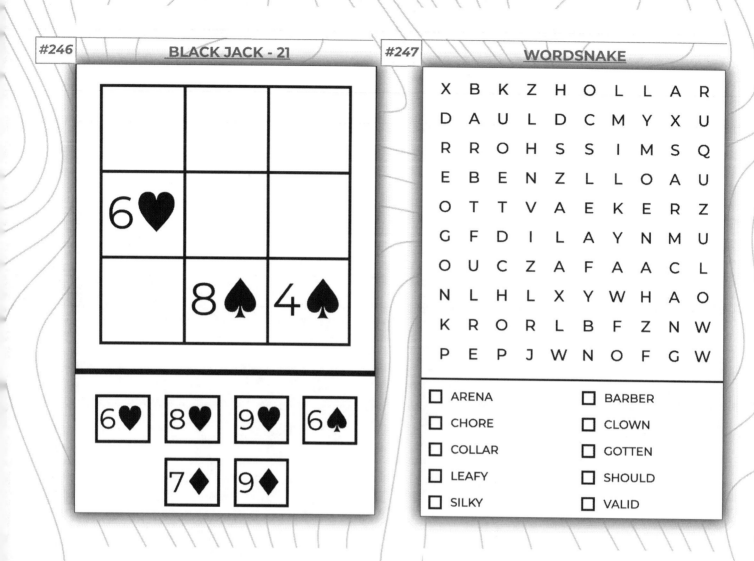

X	B	K	Z	H	O	L	L	A	R
D	A	U	L	D	C	M	Y	X	U
R	R	O	H	S	S	I	M	S	Q
E	B	E	N	Z	L	L	O	A	U
O	T	T	V	A	E	K	E	R	Z
G	F	D	I	L	A	Y	N	M	U
O	U	C	Z	A	F	A	A	C	L
N	L	H	L	X	Y	W	H	A	O
K	R	O	R	L	B	F	Z	N	W
P	E	P	J	W	N	O	F	G	W

- [ ] ARENA
- [ ] BARBER
- [ ] CHORE
- [ ] CLOWN
- [ ] COLLAR
- [ ] GOTTEN
- [ ] LEAFY
- [ ] SHOULD
- [ ] SILKY
- [ ] VALID

		7		3			8	1
		9		6		7		
1		5		4		6		
								7
5	2		9				3	8
	7		1					
	5		4		3			6
6				5			1	4
4			6					

HARD

	5	3		8		9		
	6	9	3	4		5	2	8
2	4	8			9	7	3	
		6	2				9	
8		1	4				7	
3		5		9				
	8	2		3				
	1	7	8			3	5	9
9	3	4	1		5	6		2

EASY

```
I  R  Z  V  Q  Y  D  X  X  A  J  U  M  O  H
J  H  A  O  U  D  U  S  X  L  E  V  O  H  S
L  H  W  N  E  U  G  E  X  S  A  S  D  C  N
W  P  H  Y  G  W  B  A  M  O  N  G  Q  M  S
D  I  L  O  S  E  W  O  L  L  O  H  W  K  S
E  Z  G  A  C  Q  R  S  G  D  E  D  N  E  U
F  G  D  D  Y  S  D  A  L  S  I  I  V  U  T
V  E  P  T  G  S  E  P  G  I  X  H  E  Y  A
D  P  I  R  N  E  T  P  N  R  A  K  C  F  T
J  E  I  R  D  M  N  Y  I  W  E  N  L  R  S
C  M  X  Q  B  A  I  U  R  H  M  O  C  O  O
Y  B  Q  I  U  L  T  N  P  P  O  U  N  D  S
W  Z  T  E  M  F  E  R  S  R  B  G  W  X  X
W  G  R  E  A  S  E  N  R  E  D  O  M  Q  K
F  O  H  G  S  S  X  Y  A  D  V  I  C  E  F
```

- [ ] ADVICE
- [ ] AMONG
- [ ] BRIEF
- [ ] ENDED
- [ ] FLAMES
- [ ] FLOOR
- [ ] GREASE
- [ ] GRIMY
- [ ] HOLLOW
- [ ] MIXED
- [ ] MODERN
- [ ] NAILS
- [ ] ORCHID
- [ ] POUNDS
- [ ] RANGER
- [ ] SHOVEL
- [ ] SOLID
- [ ] SPRING
- [ ] STATUS
- [ ] TINTED

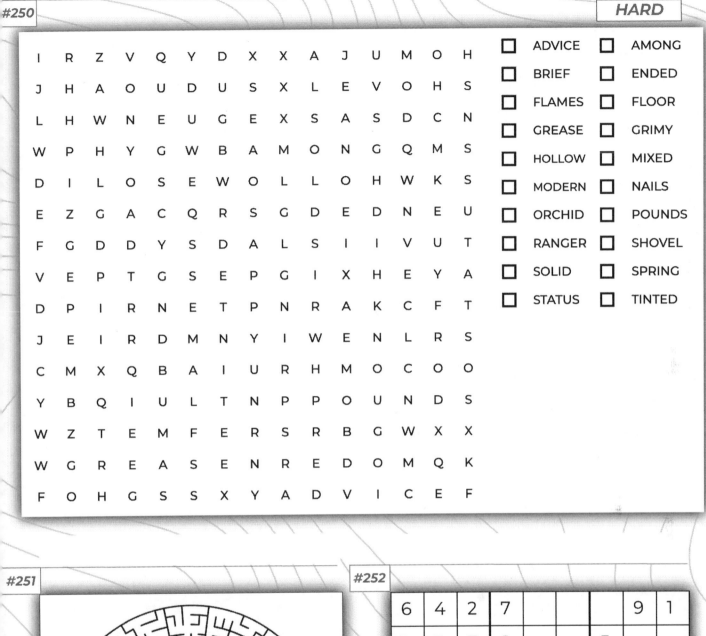

HARD

6	4	2	7				9	1
1	3	7	9			5		
5	8							3
			5	2	6		1	
3								
8	1	5	4	3	9	6		
	7	8	2	6	5		3	9
	5			9	8	4		7
			7			2	8	

MEDIUM

```
N H C T A C O B A Q U L T Y L
K P L A I N O N G I F T S L O
Z B R L E S M J L A O K W H O
T P G S S W Z S T A B L E L K
O X O Y F X N F N Q I Y K R S
M H D I W R R M L K G B H Q S
C O K X N O Q E O C P K C Q Q
T Y U E S T A A P O C K E T P
R L I T Y D W T M R Q G L C Z
J E Y G H N T I I B Y K L A B
P G D G S X E N W K C E A W D
V A H U R K W G U A U Y Y C E
O C K Z C D A N T V L S C N X
Q Y G P V E G S W I S H E S N
B B W A Q K L O B P C V Z U N
```

- [ ] BOSSY
- [ ] CATCH
- [ ] CHOSEN
- [ ] EATING
- [ ] FROSTY
- [ ] GIFTS
- [ ] LEGACY
- [ ] LOOKS
- [ ] MOUTH
- [ ] PLAIN
- [ ] POCKET
- [ ] POINT
- [ ] REDUCE
- [ ] STABLE
- [ ] STACK
- [ ] WISHES

```
D M N O A R     B T H O G R U

I V V D I       D G I U R N

B Z E R O N     E E W E T B N

R E A E C R     U M A N H

A R E E G D     W L E D A F
```

3	7	8			1			
5				8			3	
4		9	6			5		
1							7	
2	9					6		
		5		4	6	1		
			8			7		
			2	6		8		1
	8	1				9		

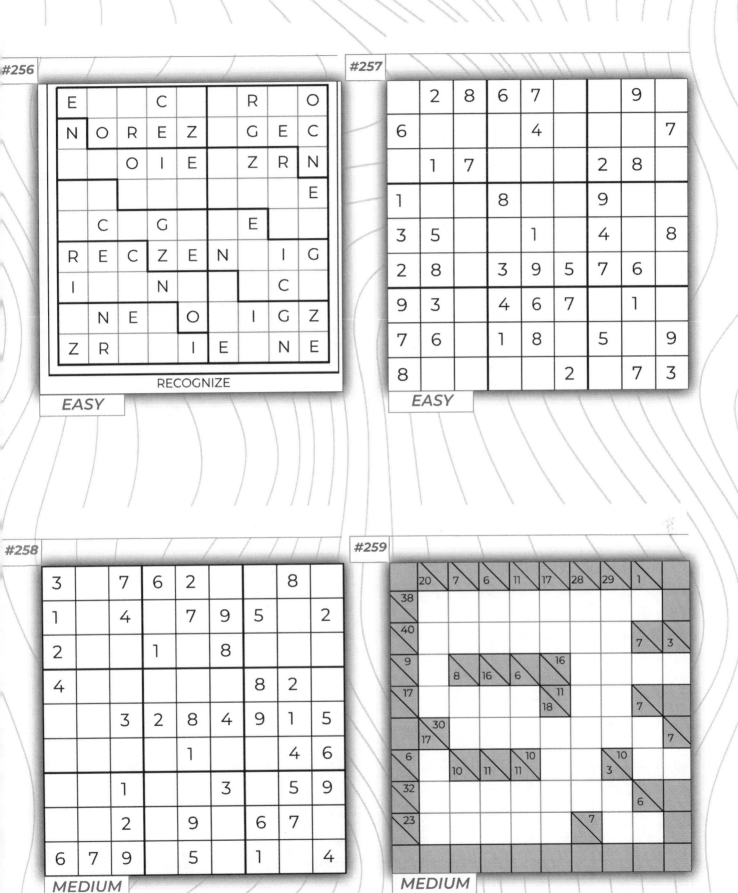

#256

RECOGNIZE

EASY

#257

EASY

#258

MEDIUM

#259

MEDIUM

WORDSNAKE

```
H  V  S  E  X  V  W  A  R  D
E  R  L  T  P  E  I  Z  L  I
M  M  E  E  D  C  D  E  T  F
O  T  M  B  V  T  E  A  S  E
V  E  S  Y  E  S  L  P  N  J
Q  T  N  D  K  N  F  Z  P  N
B  E  S  J  F  O  M  R  H  J
A  D  T  K  B  C  X  Y  O  S
N  L  O  U  U  I  Y  P  H  K
K  S  A  L  D  J  T  B  W  S
```

- ☐ BANKS
- ☐ LIFTED
- ☐ MONKEY
- ☐ PLEASE
- ☐ WIZARD
- ☐ EXPECT
- ☐ MELTED
- ☐ OLDEST
- ☐ REMOVE

BLACK JACK - 21

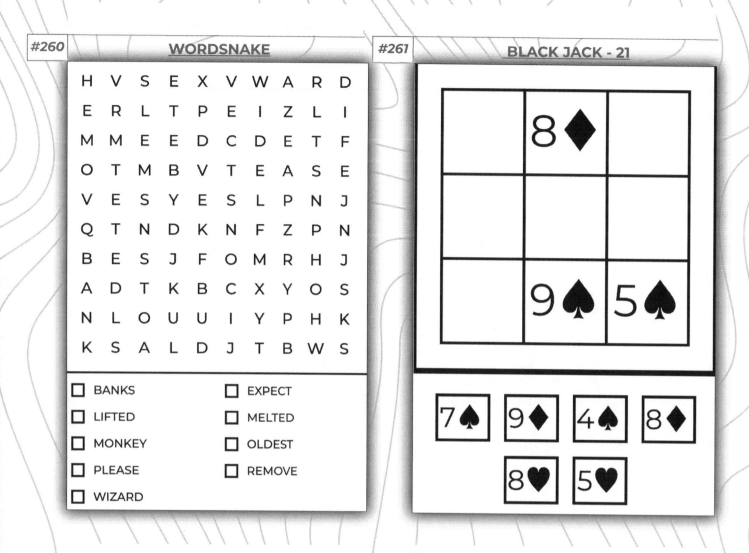

3	8	9	1			7	5	
5		6		8		1		4
4		7	5		6			8
1					3			
	3					4		5
8	9	4					6	1
	4	3	9		5	8		2
	1	3	6	8	5			
9		8	4	7		6		3

EASY

			1	9				5
	5			6				
					8	3		2
2	9	1					3	
8			5		9			
9	6			8	1		5	3
5	3	4			2			1
		2		3			7	

HARD

#264 — Word Search

- [ ] ACCEPT
- [ ] EARTH
- [ ] HONOUR
- [ ] KNOTTY
- [ ] LOVELY
- [ ] PERSON
- [ ] SANTA
- [ ] SMALL
- [ ] SWUNG
- [ ] WATER
- [ ] CHOSE
- [ ] ENTERS
- [ ] INVITE
- [ ] LEADER
- [ ] LUCID
- [ ] REASON
- [ ] SERENE
- [ ] STURDY
- [ ] TINTED
- [ ] WITCH

```
D Z K U C R L P F R Z X P Q K
H U H H E T D K A S U S W Y N
L L O P V N B L R T T S F W O
Z S A V E O T K E U N U G E T
E G N U W S E E O A O A R F T
E N E R E S O F R I D N S D Y
A D Y I N V I T E S J E O F Y
X E L X S W S G L V H M R H N
C T L F N B R A T K K I F W O
X N A G F E L P T H C K I Y S
O I M U T U E T T T C T W L A
M T S A C C X R Q J C W M E E
A W W I C R A X K H U U P V R
U Q D A W E P E R S O N D O F
S C R J O N N S M E I S Y L U
```

#265

		3		8				
					9	2		5
				1		3	4	7
	3	2					1	6
	8		4			9		2
		1						
			1		8			9
		4		7		8		
2		8				1	7	4

#266

3	5		7	9	1		8	6
1	6	7	2	4	8	5		
8	2				5	1		
6						8		
		5	4	6				
		1	5	8	3	7	6	
7	4						1	
5	1			2	4	3		
	3		1	7				5

D	T	K	Q	Y	W	L	N	W	L	O	V	M	O	A
R	E	C	A	W	E	W	C	I	D	I	C	A	B	B
F	V	K	L	A	Q	A	V	C	C	N	G	E	X	U
Z	W	T	L	O	J	R	A	W	S	I	L	K	Y	T
X	F	E	R	A	W	B	H	Y	S	A	N	D	A	L
L	O	E	O	M	W	N	T	Z	N	A	L	P	B	E
Y	Q	F	T	C	G	T	H	O	E	Y	O	M	R	R
P	W	F	I	K	U	P	D	Q	T	P	M	Z	K	F
Y	T	O	D	N	J	D	T	S	K	A	O	L	C	W
E	L	C	E	I	E	A	A	C	A	X	N	X	T	M
J	D	W	E	D	E	T	O	S	W	C	B	P	H	R
L	K	N	O	H	Q	U	Z	J	Z	R	B	W	E	S
P	F	E	W	L	C	P	E	A	N	U	T	H	S	B
L	S	F	H	H	S	P	S	T	O	R	E	S	E	P
R	H	E	L	A	T	S	K	E	I	Q	N	R	N	Y

- ☐ ACIDIC
- ☐ BRAWL
- ☐ BUTLER
- ☐ CLOAK
- ☐ CLOWN
- ☐ COFFEE
- ☐ COUCH
- ☐ EDITOR
- ☐ NODDED
- ☐ NUTTY
- ☐ PEANUT
- ☐ SANDAL
- ☐ SILKY
- ☐ SLOWLY
- ☐ STALE
- ☐ STORES
- ☐ TASTY
- ☐ THESE
- ☐ WALKED
- ☐ WHEAT

E	B	T	J	O	E	C	I	V
	E	V	I	B	O		E	
O		V		B	C		E	
E		C			T		V	B
	V	J	I	C	E	T		
	E	I	T	E	O	V	B	J
J	T					C	I	
	E	B		V			O	
V				I	B		C	

OBJECTIVE

MEDIUM

		9	3	4				7
		6	5					4
4	5		8	6	3			1
			2	7	1	3		9
		8					7	
7	3		9			4		5
		1	3	6		7	5	2
	7	3	9	1	5			
6			4		2		1	3

6		8			2		3	
2			9		3	6		8
	9			8				
	8	3		6	4	1	2	7
	5	4	2		7	8	6	3
	6			3	8	4		
5	7				6			4
8		6			9	5	7	
4		9	7		5	2		

EASY

R N U Y N   R U P O G

E I B R Y T L   A S R W N E

L I E M D S   E B C O R T O

H C C K E   G P A R H

E S R T D E   A D L Y I

MEDIUM

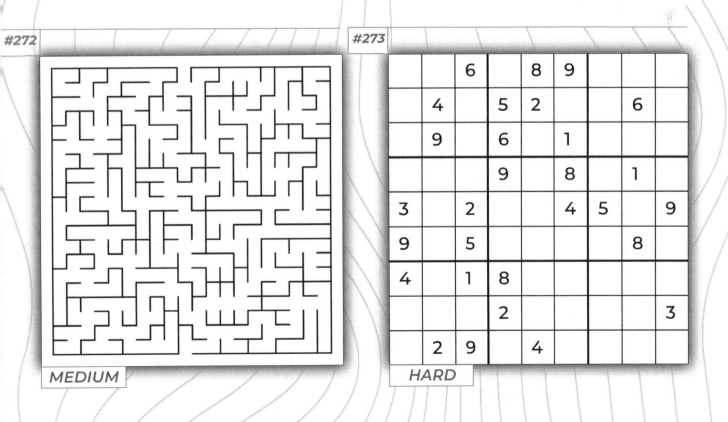

MEDIUM

		6		8	9			
	4		5	2			6	
	9		6		1			
			9		8		1	
3		2			4	5		9
9		5					8	
4		1	8					
			2					3
	2	9		4				

HARD

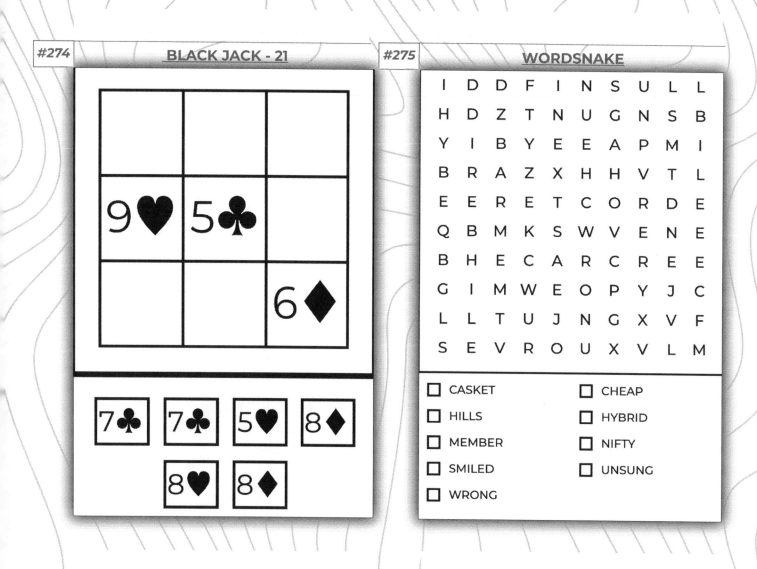

I	D	D	F	I	N	S	U	L	L
H	D	Z	T	N	U	G	N	S	B
Y	I	B	Y	E	E	A	P	M	I
B	R	A	Z	X	H	H	V	T	L
E	E	R	E	T	C	O	R	D	E
Q	B	M	K	S	W	V	E	N	E
B	H	E	C	A	R	C	R	E	E
G	I	M	W	E	O	P	Y	J	C
L	L	T	U	J	N	G	X	V	F
S	E	V	R	O	U	X	V	L	M

☐ CASKET ☐ CHEAP
☐ HILLS ☐ HYBRID
☐ MEMBER ☐ NIFTY
☐ SMILED ☐ UNSUNG
☐ WRONG

	2	6	1	7		3	9	5
5	1		2	3	8		4	6
3	7	4		5	9	2	1	8
9	8		2					
6	4		3				7	
7			9					
2	6		5		3			1
1	9			2				4
			9				2	7

EASY

MEDIUM

#278

- ☐ ADVICE
- ☐ ANNOY
- ☐ CLOUDY
- ☐ DEFECT
- ☐ EBONY
- ☐ EMAIL
- ☐ FLOOD
- ☐ HILLS
- ☐ IDEAS
- ☐ LATEST
- ☐ LOOSE
- ☐ NEEDED
- ☐ OLDEST
- ☐ PREFER
- ☐ SLEPT
- ☐ SOOTHE
- ☐ SPOKEN
- ☐ STOVE
- ☐ UNTIL
- ☐ WORLD

```
X C G I L A D N I C P G W L Z
A M J Y H F W L Y T W H M C W
D E F E C T L D R S X Z L S V
V N M I R Z U O T O S D I S I
I L E G I O B E O T W L A A S
C U C E L J P L O D T C M E Y
E I I C D E D V D S R W E D O
H P Q E E E E X R E H L Q I N
L N J E S U D Q H N M I Y K N
P A H T O M T T S C J T L Q A
U R T K O G O P E P V N L L E
Q G E E L O V C E D O U Z B S
D A U F S K J R S L Y K O L Q
Q S N N E T F Z P Q S N E T P
V O Z M Z R Q C C X Y O I N S
```

#279

			6	2		7		1
1		4			9			
2				4		9		3
	2				1			
	6	1				2	5	7
		3	8				9	
			3		8			9
		7	1		3			
			5		6			

#280

4			6	7	3			9
5			1	4				8
	3		5	9				
6	7			1	9	8		
3			9		1	4		
1	9	5		8	4	2		
			8				4	
	5	6	4	1	7	3		
9	4	3		6	5			1

```
C Y N R O C L L B Y B M S S B
S T V W I Q X Y L D E T I P T
F B L V S P Q R A S Y I D S Z
E E T A E H W S S C B N O V K
L N B Q P O Y Y L G T O A R C
B O L Y Z E B R A O N U O V I
U U V L D P S K V E W I A T H
D G G E Y G A R Q R L O L T
E H M X S P Y V R U V S Y D E
K M Y P R J S G H Y T F O B U
S C Y Q O D O B E I L J X K S
A S L L Y I S R C K J T T I R
O O V Q N D N K L I Y C S K U
C E P G C E S P U O R G Q O P
C E C B G O V E R T R F O R C
```

- [ ] ACTUAL
- [ ] ASKED
- [ ] CORNY
- [ ] COSTLY
- [ ] DOING
- [ ] ENOUGH
- [ ] GENRE
- [ ] GOING
- [ ] GROUPS
- [ ] LOVES
- [ ] MESSY
- [ ] OVERT
- [ ] PURSUE
- [ ] SLOWLY
- [ ] SOONER
- [ ] SPELL
- [ ] STICK
- [ ] THICK
- [ ] WHEAT
- [ ] ZEBRA

```
N E T A Q I U      O Y D A Y N B

I N W L G O G      A D K R M E

P E S A L D E      P E D P D O R

L E C C I R        C R A F S

W L L E A S S      A F L T A
```

4	1	5			9			
								5
2	6		1					
1			7	2	3			
3	8					6		
				4			5	
	3				4		5	8
	4		8			9		2
8		9		3		4		

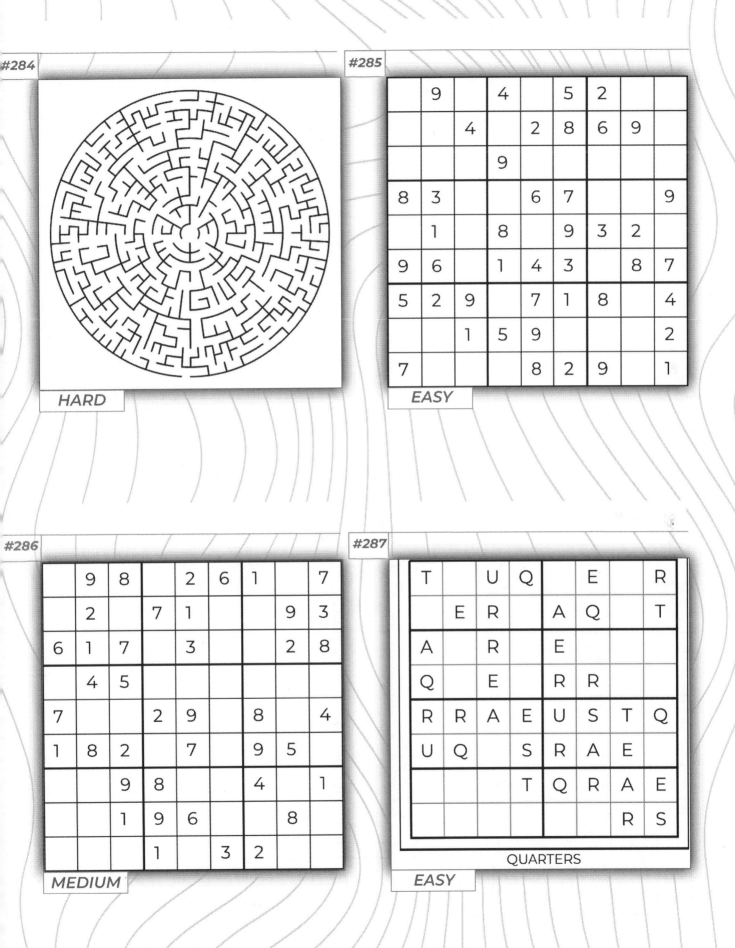

#284 — HARD

#285 — EASY

	9		4			5	2	
		4		2	8	6	9	
			9					
8	3			6	7			9
	1		8		9	3	2	
9	6		1	4	3		8	7
5	2	9		7	1	8		4
		1	5	9				2
7				8	2	9		1

#286 — MEDIUM

	9	8		2	6	1		7
	2		7	1			9	3
6	1	7		3			2	8
	4	5						
7			2	9		8		4
1	8	2		7		9	5	
		9	8			4		1
		1	9	6			8	
			1		3	2		

#287

T		U	Q		E		R
	E	R		A	Q		T
A		R		E			
Q		E		R		R	
R	R	A	E	U	S	T	Q
U	Q			S	R	A	E
		T		Q	R	A	E
						R	S

QUARTERS

EASY

WORDSNAKE

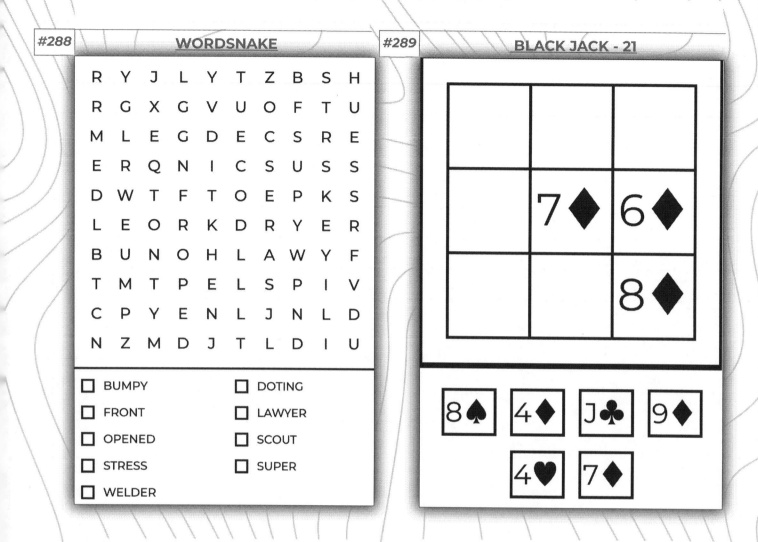

```
R Y J L Y T Z B S H
R G X G V U O F T U
M L E G D E C S R E
E R Q N I C S U S S
D W T F T O E P K S
L E O R K D R Y E R
B U N O H L A W Y F
T M T P E L S P I V
C P Y E N L J N L D
N Z M D J T L D I U
```

- ☐ BUMPY
- ☐ FRONT
- ☐ OPENED
- ☐ STRESS
- ☐ WELDER
- ☐ DOTING
- ☐ LAWYER
- ☐ SCOUT
- ☐ SUPER

BLACK JACK - 21

7♦ | 6♦ | 8♦

8♠ | 4♦ | J♣ | 9♦
4♥ | 7♦

2		3		9		1		7
7		8		5				2
1				4		5	3	
	9			3		2	5	
6	1		5	8		3	7	
3	7	5			9	4		6
9						7		
5	8	6	4	7			1	
4		7	9	1		8		5

EASY

	7				8			
5			7	4	8		3	6
	1	8			3	2	7	4
7	4	6			9		8	2
2				8		7	9	
	8	3				6	4	
	3		4	1	2		6	7
			8	7		3		5
	6	7	3					

MEDIUM

C	N	B	R	J	M	F	H	E	G	U	F	E	R	D
B	Y	O	R	I	N	G	E	D	Y	S	L	W	E	T
F	D	R	F	E	R	V	G	J	T	C	V	T	L	J
D	D	R	L	Z	Z	I	A	I	V	D	N	E	E	O
Y	I	O	U	O	V	I	L	W	R	A	A	G	Y	N
T	G	W	M	E	R	L	R	U	W	K	Q	E	E	A
W	V	X	S	D	R	F	M	P	A	O	D	L	G	A
L	N	E	R	V	X	S	A	H	M	E	G	L	H	A
X	A	A	N	A	I	X	G	C	B	C	V	A	P	T
T	W	F	S	E	M	B	K	N	J	O	W	A	S	A
A	Z	T	C	D	T	L	L	E	J	Y	T	H	T	R
C	O	L	L	A	R	T	K	R	B	H	O	A	M	I
T	E	V	U	D	I	P	O	F	Y	C	K	V	C	C
Z	W	C	O	I	N	S	H	G	K	E	E	D	P	M
Y	T	R	A	P	S	S	O	I	N	X	O	J	V	B

- [ ] ALLEGE
- [ ] AWARD
- [ ] COINS
- [ ] DRUMS
- [ ] FRENCH
- [ ] GIVES
- [ ] PARTY
- [ ] REFUGE
- [ ] SHOCK
- [ ] TAKEN
- [ ] APATHY
- [ ] BORROW
- [ ] COLLAR
- [ ] DUVET
- [ ] GIDDY
- [ ] GOTTEN
- [ ] PRIZE
- [ ] RINGED
- [ ] STILL
- [ ] WANTED

#293

MEDIUM

#294

	9				6			3
		8				5		7
		6	5			2	1	9
					2			6
7				5			2	
					3	1	5	
5	1	3				4		2
8	4	2			6			
						9		

HARD

```
N  W  C  G  B  Y  O  Y  Y  H  K  P  W  H  B
V  N  F  A  T  I  F  H  O  U  R  S  T  G  H
C  C  A  L  S  R  U  E  U  H  J  E  H  U  Y
A  Q  I  J  U  U  I  N  P  P  E  I  N  K  Q
S  U  E  W  W  I  A  H  I  T  Z  T  M  O  W
G  Q  S  Z  C  G  Y  L  V  Q  E  U  N  R  Z
H  L  K  B  R  O  K  E  N  R  U  P  W  C  P
G  J  G  R  E  Y  N  E  T  F  O  E  K  H  J
A  N  C  G  N  T  P  E  C  X  E  S  O  I  V
L  B  R  S  P  B  E  L  O  N  G  S  J  D  L
B  A  Y  D  X  A  H  K  A  O  T  B  C  V  J
L  V  L  T  M  S  P  V  K  H  Y  Z  I  T  H
F  P  L  A  N  K  E  A  G  A  B  Q  S  Y  W
H  E  X  K  Q  E  A  I  Y  L  I  B  D  S  B
P  A  Y  I  N  G  R  T  Z  A  M  V  P  Q  O
```

- ☐ BELONG
- ☐ BROKEN
- ☐ CASUAL
- ☐ EXCEPT
- ☐ GUILTY
- ☐ HOURS
- ☐ HUNTER
- ☐ LARGE
- ☐ OFTEN
- ☐ ORCHID
- ☐ PAPAYA
- ☐ PAYING
- ☐ PLANK
- ☐ RIGHTS
- ☐ TEETH
- ☐ UNIQUE

		3		4			7	8
	1	7	5	8		4	6	9
	4	5						7
				5	7	9		2
7		2	4					
5	3	8			4			6
			6	5				
						5		

I	T	V	U		I			
	E	T	I		I	T		I
						T	I	N
		I	N		T	V	I	E
		E			V	T		U
T		I	T		I	E		N
I				I		U	T	
T	N		T	E	U	I	V	I
E		U			I		I	T

INTUITIVE

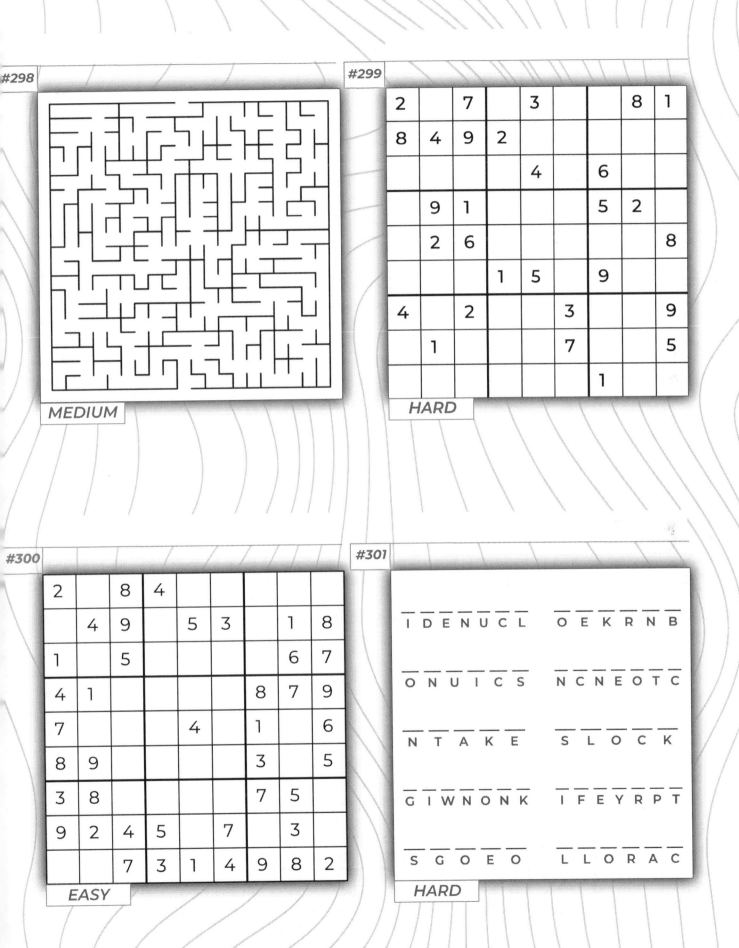

#298

MEDIUM

#299

2		7		3			8	1
8	4	9	2					
				4		6		
	9	1				5	2	
	2	6						8
			1	5		9		
4		2			3			9
	1				7			5
						1		

HARD

#300

2		8	4					
	4	9		5	3		1	8
1		5					6	7
4	1					8	7	9
7				4		1		6
8	9					3		5
3	8					7	5	
9	2	4	5		7		3	
		7	3	1	4	9	8	2

EASY

#301

I D E N U C L   O E K R N B

O N U I C S   N C N E O T C

N T A K E   S L O C K

G I W N O N K   I F E Y R P T

S G O E O   L L O R A C

HARD

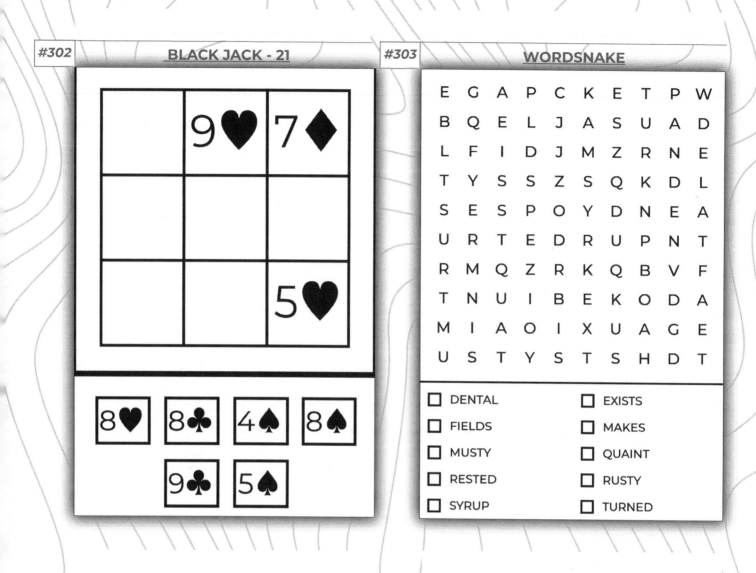

#303 WORDSNAKE

E	G	A	P	C	K	E	T	P	W
B	Q	E	L	J	A	S	U	A	D
L	F	I	D	J	M	Z	R	N	E
T	Y	S	S	Z	S	Q	K	D	L
S	E	S	P	O	Y	D	N	E	A
U	R	T	E	D	R	U	P	N	T
R	M	Q	Z	R	K	Q	B	V	F
T	N	U	I	B	E	K	O	D	A
M	I	A	O	I	X	U	A	G	E
U	S	T	Y	S	T	S	H	D	T

- ☐ DENTAL
- ☐ FIELDS
- ☐ MUSTY
- ☐ RESTED
- ☐ SYRUP
- ☐ EXISTS
- ☐ MAKES
- ☐ QUAINT
- ☐ RUSTY
- ☐ TURNED

#304

	5			6				
2			5			1		9
				3		8		
		4		1		9		8
		2	7	5				6
			2		8			
							7	
	2	5	6			4	9	3
8					2	6	5	

HARD

#305

8	9	4						
2		7	3	1				
	1		4		9			7
4			5		1	7		8
1	5	8		7				6
7		9	6		8		5	4
	7	3		4	2		9	1
	8		9		3	4		2
9	4			6		5		3

EASY

Word List

- [ ] BLISS
- [ ] CLOUDS
- [ ] IMAGES
- [ ] MONTH
- [ ] PAUSED
- [ ] ROMAN
- [ ] SUMMER
- [ ] THOSE
- [ ] WANTS
- [ ] WINDS
- [ ] CATCH
- [ ] GEESE
- [ ] MAUVE
- [ ] MOTHER
- [ ] PROPEL
- [ ] ROSES
- [ ] THIRST
- [ ] TURNS
- [ ] WEEKS
- [ ] YEARN

```
C X R U J O F R W B G U S U B
S D O S X C O E E N W A C D G
O S S N M M L D M H R R P C W
K K E J A Y O E K E T A L O M
T E S N P Y S S P F S O E V R
W E M T V E D U R O U O M Y E
B W Q J E K N A M D R L H M M
F O B G T C I P S R K P O T M
C P L K S V W R T Z R M G O U
A W I H C D O S T N A W N X S
T E S V E V R E K Z O T X T I
C I S D F I A V X R H V R U S
H I B R H S Y U G N R G I R W
U W J T F I M A G E S O K N A
Q F D T J S J M D Y K U U S X
```

3								8
5	2			7	8		9	3
7		8	3			2	4	
4	7							9
		5		1			8	7
1	8		7					6
8	5		4	3		9	6	2
2	6		5			7	3	4
		3	6				5	1

MEDIUM

MEDIUM

Kakuro puzzle (#308) with clues: 13, 21, 32, 7, 16, 37, 27, 6, 44, 32, 9, 1, 19, 11/27, 17/23, 5, 9, 6, 29, 12/18, 6, 13, 15, 7/4, 10/6, 34, 9, 20, 11

```
F  R  A  C  S  R  K  I  Z  S  Z  K  Y  M  T
G  Q  Z  W  O  R  K  E  D  O  K  C  P  T  A
F  S  R  E  S  C  U  E  E  M  T  U  E  J  S
L  M  N  T  X  W  S  G  I  B  I  L  V  D  E
M  A  Y  E  N  I  N  A  C  E  R  P  I  D  H
C  W  O  A  C  I  D  I  C  R  I  U  A  I  J
P  I  Q  O  R  F  D  O  T  O  P  H  O  N  E
I  Z  B  J  L  L  S  N  U  S  M  Y  R  X
J  N  Y  V  F  O  N  T  A  P  N  T  W  J  P
C  D  T  E  J  O  L  L  Y  A  R  N  C  N  W
T  L  R  E  A  R  C  T  H  O  L  H  E  F  F
C  R  O  O  N  R  T  H  F  G  O  I  D  L  R
B  V  O  U  O  T  S  Y  R  R  L  K  R  O  N
B  K  T  J  D  P  L  V  U  T  G  Q  G  P  M
S  W  X  H  W  Y  Y  S  L  W  D  P  S  K  A
```

- [ ] ACIDIC
- [ ] APRIL
- [ ] CANINE
- [ ] CHORUS
- [ ] CLOUDY
- [ ] DROOPY
- [ ] FLOOR
- [ ] FORTY
- [ ] INTENT
- [ ] JOLLY
- [ ] PHONE
- [ ] PLUCK
- [ ] RESCUE
- [ ] SCARF
- [ ] SHADE
- [ ] SOMBER
- [ ] SPIRIT
- [ ] TUNNEL
- [ ] WORKED
- [ ] YEARS

3			6				2	
		9	1				6	
4		6				8		9
8	6		9				7	5
		1			4			
9					6		3	
			4	6				
	3	4	8					
		5	7	9				3

HARD

```
D R I S B          Y T A H A P
_ _ _ _ _          _ _ _ _ _ _

A C N B H R        R H F U U L T
_ _ _ _ _ _        _ _ _ _ _ _ _

R O S H U          T S R F O E
_ _ _ _ _          _ _ _ _ _ _

O E F L U P H      M F R D O E
_ _ _ _ _ _ _      _ _ _ _ _ _

E E S N D          R E E S T
_ _ _ _ _          _ _ _ _ _
```

HARD

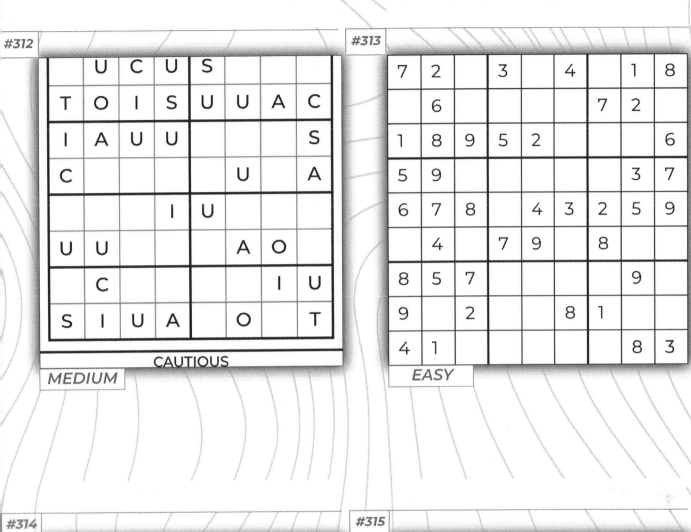

#312 — MEDIUM

CAUTIOUS

U	C	U	S				
T	O	I	S	U	U	A	C
I	A	U	U				S
C					U		A
			I	U			
U	U				A	O	
	C					I	U
S	I	U	A		O		T

#313 — EASY

7	2		3		4		1	8
	6					7	2	
1	8	9	5	2				6
5	9						3	7
6	7	8		4	3	2	5	9
	4		7	9		8		
8	5	7					9	
9		2			8	1		
4	1						8	3

#314 — MEDIUM

	6	9	7	5		4		2
1			8		4		3	
3			6	2	1		9	8
5	3		1		8	2	6	9
2			9			3		
	8		2			1		5
7	2		3		9			4
						8		
6				1	2	9		3

#315 — HARD

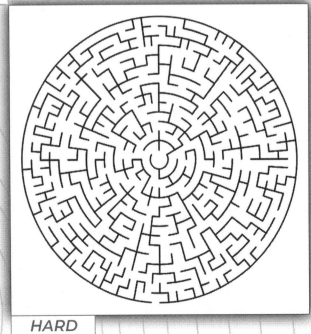

WORDSNAKE

```
G V U O T F M E C B
W H T U S O R D A Q
B E A C O F V T U S
L V C R E D A R O E
G B A R C K A R Q C
V H Y G H P B B I T
F Z W O A E N S T O
R X O A R G B F I Y
T R E A N I N J A Z
F J Z T J D O R K B
```

☐ CARGO ☐ CAUSE
☐ CHARGE ☐ FOCUS
☐ FORMED ☐ NINJA
☐ RABBIT ☐ TRADER
☐ TREAT ☐ WHEAT

BLACK JACK - 21

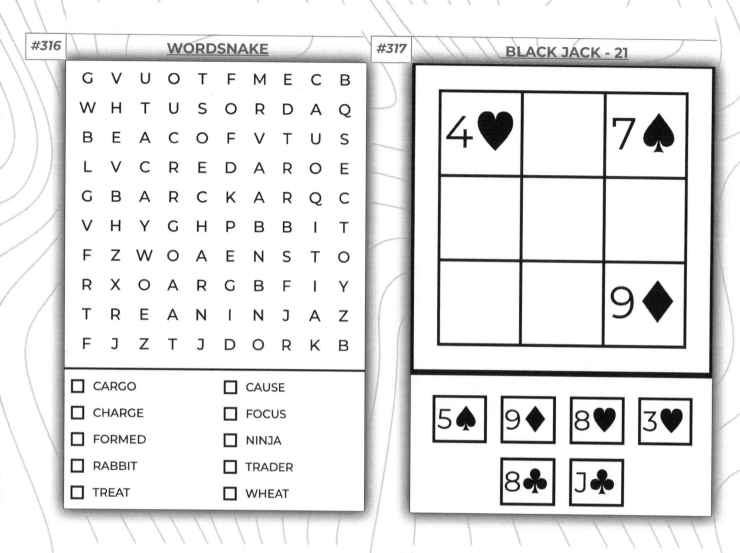

7			1			4	6	5
3		9	2	6	4	1	8	
4	1		7	5				2
		5	3	2	6	9		
			8		9	7	5	
	4		5	1	7	8		6
				3	2	5		8
1		2					7	4
	8	4		7				

EASY

	4		8				7	3
		3	5		7			
9			4					1
	8		7					
	1	9		8	2	4		
5	1	2	3	8			7	
	4							2
	3		7	2		4		

HARD

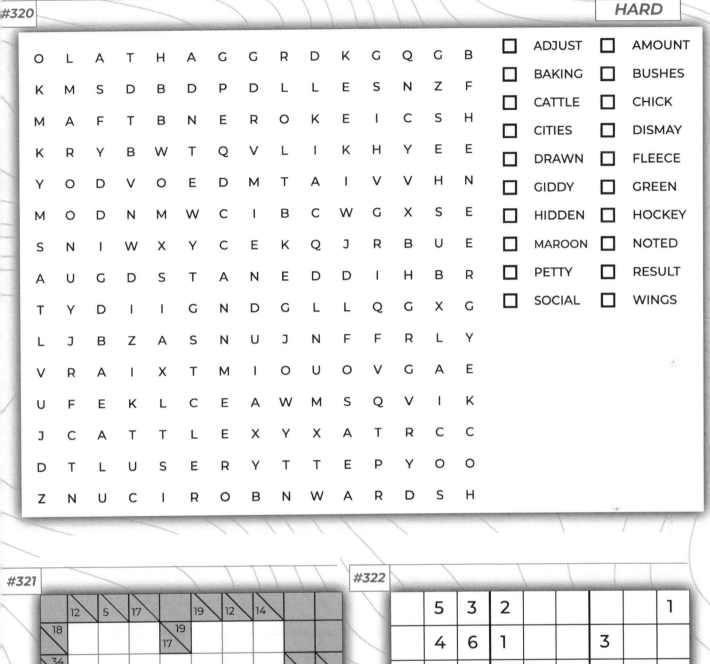

Word Search Grid:

```
O L A T H A G G R D K G Q G B
K M S D B D P D L L E S N Z F
M A F T B N E R O K E I C S H
K R Y B W T Q V L I K H Y E E
Y O D V O E D M T A I V H H N
M O D N M W C I B C W G X S E
S N I W X Y C E K Q J R B U E
A U G D S T A N E D D I H B R
T Y D I I G N D G L L Q G X G
L J B Z A S N U J N F F R L Y
V R A I X T M I O U O V G A E
U F E K L C E A W M S Q V I K
J C A T T L E X Y X A T R C C
D T L U S E R Y T T E P Y O O
Z N U C I R O B N W A R D S H
```

Word List:

- ☐ ADJUST
- ☐ AMOUNT
- ☐ BAKING
- ☐ BUSHES
- ☐ CATTLE
- ☐ CHICK
- ☐ CITIES
- ☐ DISMAY
- ☐ DRAWN
- ☐ FLEECE
- ☐ GIDDY
- ☐ GREEN
- ☐ HIDDEN
- ☐ HOCKEY
- ☐ MAROON
- ☐ NOTED
- ☐ PETTY
- ☐ RESULT
- ☐ SOCIAL
- ☐ WINGS

#321

Kakuro puzzle with clues: 12, 5, 17, 19, 12, 14, 18, 19/17, 34, 14, 4, 1, 19/12/17, 19/9/5, 8, 18, 15/19, 15/19, 16, 38, 13, 5, 1, 12/13, 8/8, 13, 28, 12/5, 17, 14

MEDIUM

#322

Sudoku:

5	3	2						1
4	6	1				3		
			3			2	4	7
3								
			5				3	8
		7	3					
4						1	2	
3	6	1		2		4		
	9				1	8		

HARD

```
N  P  H  C  P  L  A  N  K  D  E  D  D  O  N
O  F  O  B  R  G  R  O  U  P  S  N  X  F  J
T  C  H  A  R  M  T  U  C  E  I  L  M  T  D
T  Q  H  A  P  N  E  A  L  P  U  Z  Z  L  E
O  O  K  A  I  E  L  B  C  G  U  L  C  E  E
C  B  I  O  D  L  A  Q  S  L  D  A  Q  V  F
I  J  P  C  S  T  T  X  F  R  R  C  K  N  I
F  J  Y  L  I  M  A  F  A  E  I  C  X  O  N
U  T  B  O  N  G  M  N  E  P  N  Q  H  Z  K
Y  J  V  U  W  N  D  R  Q  S  K  Z  I  D  U
I  R  V  D  I  I  K  E  T  G  N  O  L  B  O
E  B  O  Y  U  T  Z  J  H  H  N  N  Z  X  G
V  G  J  A  J  I  C  W  U  S  R  H  D  K  M
A  U  K  Q  D  B  O  U  N  D  A  E  I  O  T
P  J  G  R  U  S  I  V  O  P  T  W  E  L  F
```

- [ ] BITING
- [ ] CALLS
- [ ] CHARM
- [ ] COTTON
- [ ] FAMILY
- [ ] KNIFE
- [ ] OBLONG
- [ ] POINT
- [ ] ROADS
- [ ] THREE
- [ ] BOUND
- [ ] CAREER
- [ ] CLOUDY
- [ ] DRINK
- [ ] GROUPS
- [ ] NODDED
- [ ] PLANK
- [ ] PUZZLE
- [ ] TABLES
- [ ] WASHED

6							9	8
							4	2
		5	2		9		7	
	9							
5		7						9
			7	9		4	1	
			9		7	2	8	
7			8		3		6	
		6	4	1		3		

HARD

4	1		5	9				
5	2	7	4	3				
8	9	3		2		1		5
		8				7		6
	7	9	6			4	8	
6	5		4			3	9	
	2					8	1	9
	8		7	1	6			
1			5	9	2		7	

MEDIUM

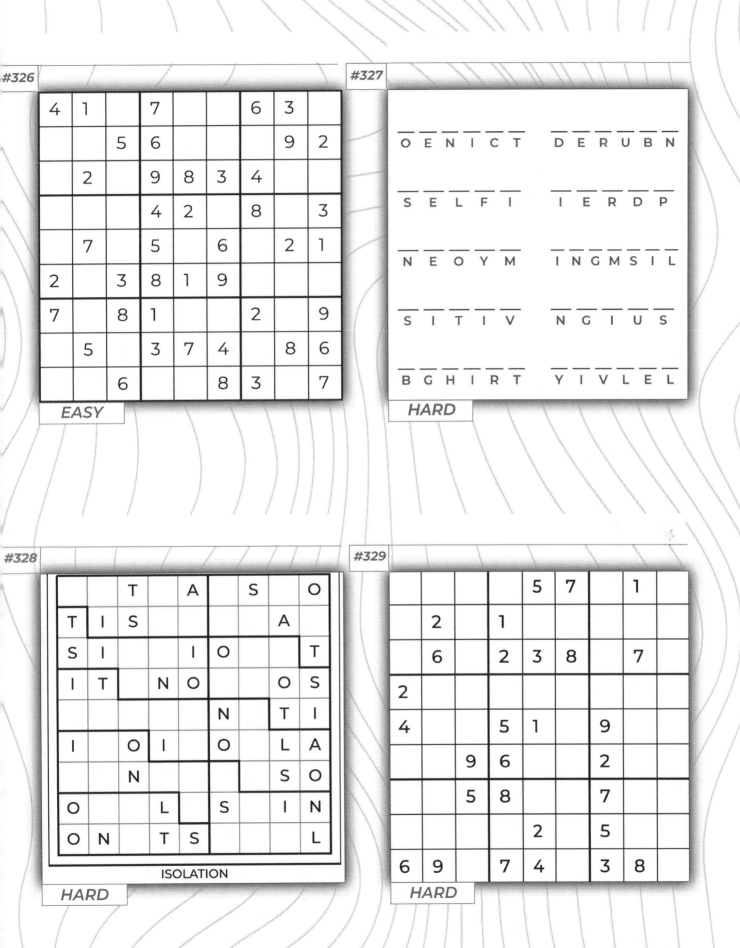

#326 — EASY

4	1		7			6	3	
		5	6				9	2
	2		9	8	3	4		
			4	2		8		3
	7		5		6		2	1
2		3	8	1	9			
7		8	1			2		9
	5		3	7	4		8	6
		6			8	3		7

#327 — HARD

```
O E N I C T     D E R U B N

S E L F I       I E R D P

N E O Y M       I N G M S I L

S I T I V       N G I U S

B G H I R T     Y I V L E L
```

#328 — HARD / ISOLATION

		T		A		S		O
T	I	S					A	
S	I		I	O				T
I	T		N	O		O		S
				N		T		I
I		O	I		O		L	A
	N					S		O
O			L		S		I	N
O	N		T	S				L

#329 — HARD

				5	7		1	
	2		1					
	6		2	3	8		7	
2								
4			5	1		9		
		9	6			2		
		5	8			7		
			2		5			
6	9		7	4		3	8	

BLACK JACK - 21

WORDSNAKE

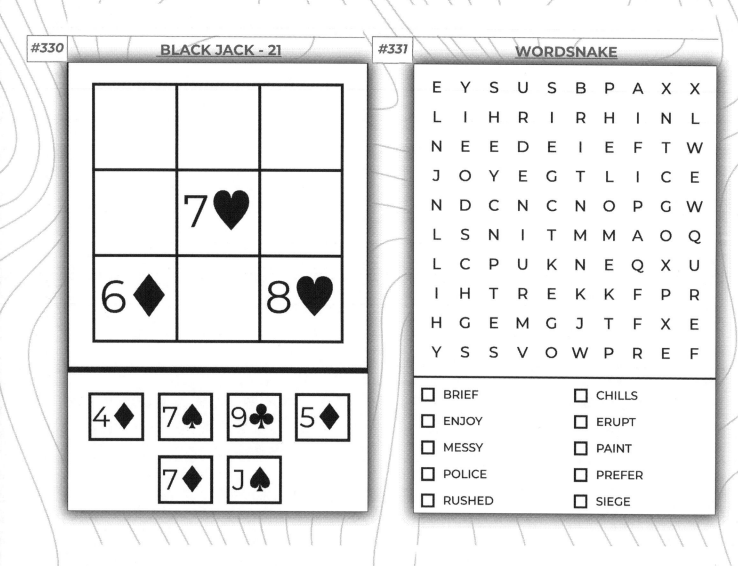

E	Y	S	U	S	B	P	A	X	X
L	I	H	R	I	R	H	I	N	L
N	E	E	D	E	I	E	F	T	W
J	O	Y	E	G	T	L	I	C	E
N	D	C	N	C	N	O	P	G	W
L	S	N	I	T	M	M	A	O	Q
L	C	P	U	K	N	E	Q	X	U
I	H	T	R	E	K	K	F	P	R
H	G	E	M	G	J	T	F	X	E
Y	S	S	V	O	W	P	R	E	F

- ☐ BRIEF
- ☐ CHILLS
- ☐ ENJOY
- ☐ ERUPT
- ☐ MESSY
- ☐ PAINT
- ☐ POLICE
- ☐ PREFER
- ☐ RUSHED
- ☐ SIEGE

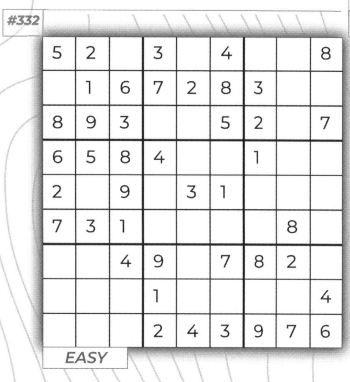

EASY

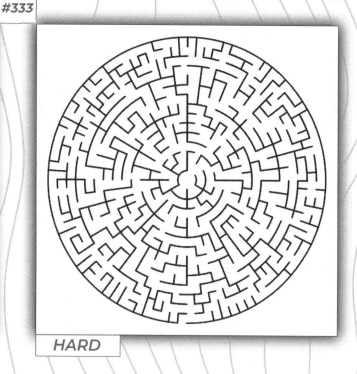

HARD

- [ ] ADDICT
- [ ] ARRIVE
- [ ] CLEVER
- [ ] FRAYED
- [ ] HAGGLE
- [ ] MESSY
- [ ] PROPEL
- [ ] ROADS
- [ ] SHARP
- [ ] UNIQUE
- [ ] APRIL
- [ ] BUSHES
- [ ] COAST
- [ ] FRESH
- [ ] JOCKEY
- [ ] MUTED
- [ ] RATHER
- [ ] SCARE
- [ ] TEETH
- [ ] UNTIL

```
L Q U X T R Z C W C O E X X U
H P G R E Y O O Y H U U A V P
J F E V B A L E S Q E D D R D
I H E W S Z K E I W D S D E T
H L N T Y C R N U I H E Y T Z
C B S T O F U Z C A T A E R V
Y Z U J E Q J T R U R E Y E F
X C P S E L Z P M F T K S H C
K G E R H P G V A H J Q O T J
Y M A V N E R G M L Y S W A U
P C U E I A S O A E I X A R X
S R C K V R P R P H S T G N X
L T R V C P R R Z E D S N G U
X B D F Q Y I A I U L V Y U B
R L W D Z J Q Z S L S D A O R
```

#335 HARD

	7	9			1		8	
	8			7	2		1	
2				3	6	7		
		8						
		5	6		1			
9					7			
	4			6			2	
	2	9	1	4			3	
1	9	7						

HARD

#336 MEDIUM

3	5	4	7		1			9
1		7	2		9			
8		9						7
4		1	9	2				3
	8	6	5	1	3	7	9	
		3			4	6	1	
			6			3	2	5
6			5	8	9	7		
7			9		4			

MEDIUM

Word Search #337

```
B  X  A  R  P  J  J  H  Q  B  Q  H  K  K  W
R  K  K  L  N  N  P  O  U  Y  J  E  E  N  L
U  R  E  Q  E  T  O  L  G  E  L  T  C  I  N
I  C  U  L  W  M  K  Z  Z  Y  L  R  S  B  R
S  M  L  W  B  Y  Q  Y  N  I  S  Q  A  J  Q
E  A  C  I  R  I  S  T  U  W  F  L  I  E  L
F  N  W  O  N  K  M  B  M  F  U  L  C  I  I
G  A  E  J  B  V  A  S  M  I  L  E  S  C  C
L  C  R  A  V  E  D  I  V  W  R  E  C  H  H
E  X  C  E  P  T  O  F  E  Y  B  I  C  I  M
C  A  N  G  T  U  R  X  G  M  U  T  D  L  A
D  E  L  L  U  P  E  Y  A  B  A  R  F  L  T
L  O  S  Z  M  E  D  H  U  W  G  B  U  S  C
W  I  F  R  I  L  L  Y  G  C  M  Z  R  Z  H
A  W  A  N  T  E  D  Y  X  V  H  B  B  K  M
```

- [ ] ADORED
- [ ] BRUISE
- [ ] BUILT
- [ ] BULKY
- [ ] CHILLS
- [ ] CRAVE
- [ ] EARLY
- [ ] EXCEPT
- [ ] FALLEN
- [ ] FRILLY
- [ ] KNOWN
- [ ] MATCH
- [ ] PULLED
- [ ] SMILES
- [ ] WANTED
- [ ] WATCH

Word Fit #338

R	S			I	E		
I	E	T	N	R	R	S	A
A		I			N		
E							
	I		S			A	
N	T	R	A	S	I		E
			E				N
S	R					I	R

RESTRAIN

Sudoku #339

3		4	8		9	7	6	2
							5	1
			3					
1			9	5		4		
4			2	8	1			
		7		4	6		3	
5	7	3	2		1			6
6	4	1	9	5	3	8	2	
	2	8	6			5	1	

#340

3		7						
	2			7		5		
		6	2					3
4	7				1		5	
		3	7			1	4	8
		9		6	4	2	3	7
9		5				8		
7								
		8			7			

HARD

#341

	7	8	4		9	2		
2	9	1		3	8		4	6
		4	1	2	7			
1	5		9				6	8
			6		1			7
	2					1	9	5
	1			7	4			
7	4	2		9			3	
9	8	3	2			6	7	4

EASY

#342

```
W E E R H        P A U S E

T A F R Y C      E S O P W R

E T G F I D      A T C L E S

S E T S A        A P R E I R

T Y D R I        O T E H R R B
```

HARD

#343

1		5	2		9		3	
9	2					4	1	5
	8		6	1		7		
	6		7		4			3
2	4		9	8	1		6	7
	9	8	5	3			2	4
	3	2			7		5	1
					2	3	7	
8		7		6				9

EASY

WORDSNAKE

BLACK JACK - 21

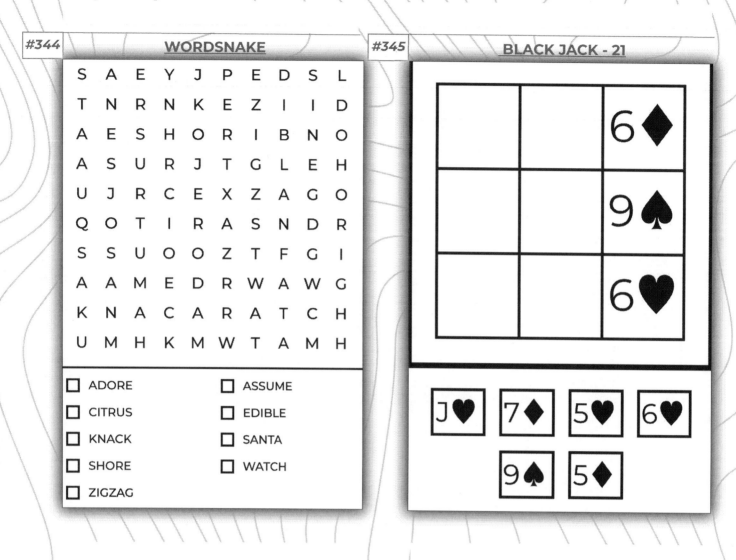

S A E Y J P E D S L
T N R N K E Z I I D
A E S H O R I B N O
A S U R J T G L E H
U J R C E X Z A G O
Q O T I R A S N D R
S S U O O Z T F G I
A A M E D R W A W G
K N A C A R A T C H
U M H K M W T A M H

- ☐ ADORE
- ☐ ASSUME
- ☐ CITRUS
- ☐ EDIBLE
- ☐ KNACK
- ☐ SANTA
- ☐ SHORE
- ☐ WATCH
- ☐ ZIGZAG

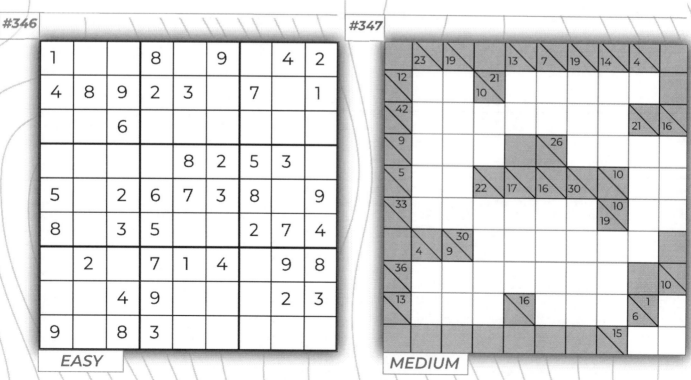

EASY

MEDIUM

```
B  Q  C  S  J  S  H  J  C  Y  P  E  E  L  S
C  P  F  F  T  C  R  Q  O  Z  A  S  H  Z  U
Y  U  X  N  R  H  A  F  G  Y  U  M  G  U  T
R  U  I  A  T  A  E  P  I  N  F  M  T  P  U
K  O  E  S  N  W  L  E  D  N  I  U  K  Q  N
P  S  E  A  F  I  C  A  N  Z  I  A  L  Q  Y
T  U  M  P  C  A  Y  G  N  O  S  S  M  I  O
Q  O  V  A  R  H  M  Z  E  Y  Y  Y  H  O  C
R  H  Q  C  S  G  D  V  V  I  A  N  Z  E  D
R  W  T  P  A  C  Y  R  I  C  X  H  A  M  R
Y  I  E  R  A  Y  R  Q  G  Y  H  J  J  E  S
C  N  E  T  O  V  V  G  Z  G  U  I  T  N  Y
T  N  T  S  T  O  O  R  V  V  R  S  R  T  C
A  L  G  G  N  O  M  A  R  C  A  U  K  P  C
E  A  U  V  Y  N  U  C  P  E  K  O  C  J  Y
```

- [ ] AMONG
- [ ] ANYONE
- [ ] ARCTIC
- [ ] ARENA
- [ ] CATTLE
- [ ] CHIRPY
- [ ] CLEAR
- [ ] DOMAIN
- [ ] EASTER
- [ ] FINISH
- [ ] GIVEN
- [ ] JOYFUL
- [ ] POINTS
- [ ] QUEST
- [ ] ROMAN
- [ ] ROOTS
- [ ] SEARCH
- [ ] SLEEPY
- [ ] SPENT
- [ ] SUNDAY

#349 — HARD

			1	4				3
5	4		6			9		1
			5					
			2				6	
2	3	4	7		6		1	
			4		3			
	9		2	3	1			
3		5						
		1	5		4	2		

#350 — MEDIUM

2				1	7		3	9
8	7		4					5
9	1		5			4	7	6
				9		7		2
	2	8	7	6	3		9	
	9	7			4			3
				6			1	4
1	6		2				5	7
7		2	3	5		9		

#351 — MEDIUM

```
X  X  S  R  S  U  B  R  X  O  N  X  X  G  W
C  P  M  O  E  Y  C  W  A  C  Q  S  R  E  U
H  H  L  C  M  H  A  M  O  D  A  I  U  V  H
K  H  O  Q  O  H  L  R  O  R  V  O  P  O  Y
S  N  W  O  H  Y  A  A  N  D  R  X  Z  L  D
Z  J  W  I  S  L  D  E  R  V  I  O  Q  V  T
G  Y  N  H  N  E  O  E  T  U  P  F  B  E  R
S  V  D  C  H  D  C  R  E  U  R  L  Y  I  S
Z  A  K  T  E  X  Y  D  D  R  N  R  U  K  F
Z  X  S  I  S  T  E  R  N  E  G  I  C  S  Y
W  Y  R  W  Z  C  N  M  Z  E  R  U  M  T  H
R  L  X  D  S  A  N  D  A  L  D  S  I  Z  D
K  D  I  S  L  A  N  D  E  V  A  Y  K  B  Y
T  E  K  R  A  M  F  E  L  I  F  T  E  D  A
J  K  V  S  U  C  O  F  O  R  G  H  W  E  K
```

- [ ] BORROW
- [ ] CHOOSE
- [ ] CORAL
- [ ] DUCKS
- [ ] EVOLVE
- [ ] FOCUS
- [ ] GREEDY
- [ ] HOMES
- [ ] ISLAND
- [ ] LIFTED
- [ ] MARKET
- [ ] MINUTE
- [ ] MODIFY
- [ ] ORDERS
- [ ] PLUSH
- [ ] RURAL
- [ ] SANDAL
- [ ] SISTER
- [ ] WINDY
- [ ] WITCH

#352 — EASY

8			2	7	6	3		
		6					7	
3		7		5		2	4	6
4			3		8		9	7
	3		4		7			1
1		9				4	3	8
		1	7		3	9		
	6	3	9	8	2		5	4
	8	2			1	7	6	

#353 — HARD

```
O  C  H  T  L        K  I  N  H  I  G
_____          _____

U  N  G  R  O  S  E  L  B  P  U  E  R  M
_____   _____

H  A  C  R  I        E  U  R  L  R
_____        _____

V  A  Y  E  H        A  S  R  U  S  D  E
_____        _____

Y  L  L  I  R  F     R  M  C  A  H
_____     _____
```

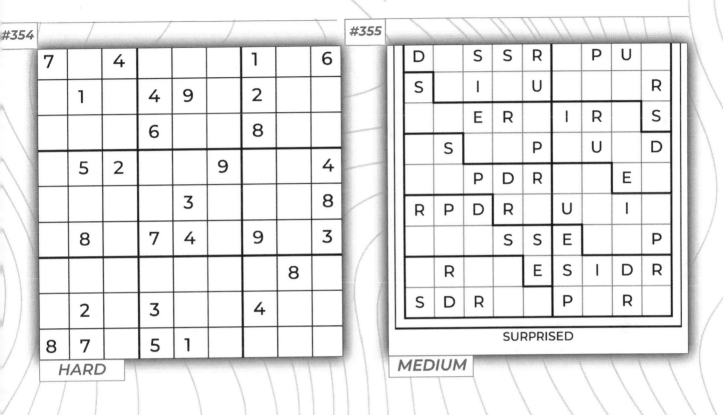

#354 — HARD

7		4				1		6
	1		4	9		2		
			6			8		
	5	2			9			4
				3				8
	8		7	4		9		3
							8	
	2		3			4		
8	7		5	1				

#355 — MEDIUM

D		S	S	R		P	U	
S		I		U				R
	E	R		I	R			S
	S			P		U		D
		P	D	R			E	
R	P	D	R		U		I	
		S	S	E				P
	R			E	S	I	D	R
S	D	R		P		R		

SURPRISED

#356 — MEDIUM

3	8	7	6					
		4	3	7	8	5		6
			2		9	7	3	8
	7		9		1			
	5			6		3	9	
	9		5		4	1		
2			1				4	7
7		9	8				6	1
		1	4	2	7		5	3

#357 — EASY

2	6	8	5	3			4	
	4	9	2					
1			8	4		2		
6	5	1	3		4	7	2	
3	8		7					
9		7	6			4	5	
5			4		3	9		2
	7	3			5	8		6
8			1	7	6		3	

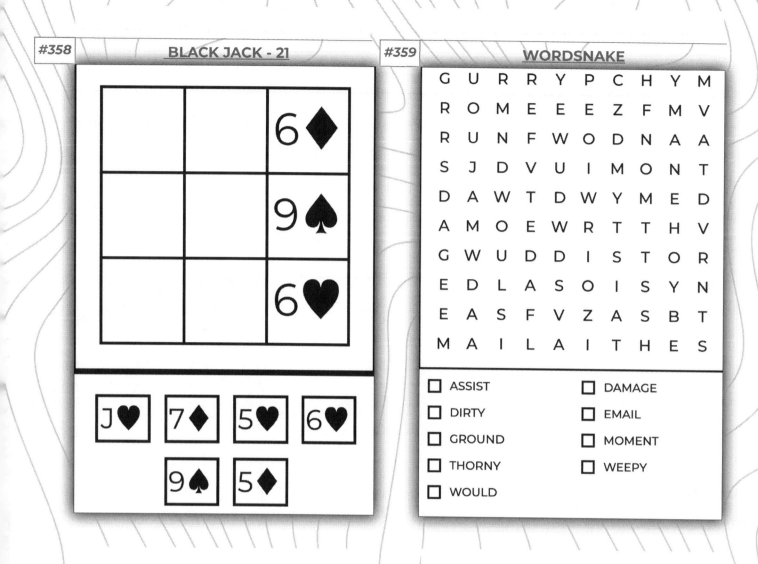

#359 — WORDSNAKE

```
G U R R Y P C H Y M
R O M E E E Z F M V
R U N F W O D N A A
S J D V U I M O N T
D A W T D W Y M E D
A M O E W R T T H V
G W U D D I S T O R N
E D L A S O I S Y N
E A S F V Z A S B T
M A I L A I T H E S
```

- [ ] ASSIST
- [ ] DIRTY
- [ ] GROUND
- [ ] THORNY
- [ ] WOULD
- [ ] DAMAGE
- [ ] EMAIL
- [ ] MOMENT
- [ ] WEEPY

#360

```
O R G   R   N A
    R N O T R G
    R A   O   N
T G N O A A R R
  N T R A R G
G     R   R   T
        R   A
R   A G T N O A
```

ARROGANT

HARD

#361

4	1	3		9	7			
			5	1			9	
5		9						7
				3		7		
					9			6
	9			8				4
		3		5				8
1	5	4						
	3			6	1		4	9

HARD

```
P  G  B  T  H  G  I  N  K  C  P  G  P  A  H
W  M  S  Y  N  D  O  Y  X  Z  C  Z  H  V  C
Y  E  E  D  A  S  Y  A  L  U  R  H  A  E  N
R  M  C  E  G  G  H  I  H  Y  U  N  E  M  B
S  A  U  D  E  N  Z  B  P  M  J  R  O  C  D
D  M  R  D  N  I  F  I  A  F  E  I  A  S  K
A  O  T  O  I  R  K  N  Y  G  R  R  S  U  K
O  U  Y  N  V  B  E  F  N  R  O  O  W  I  Z
R  N  Y  T  I  U  P  A  E  M  R  J  Z  N  D
O  T  L  R  D  A  S  P  A  V  W  A  K  E  U
Q  F  H  O  R  M  B  K  L  Q  A  B  T  G  N
E  N  U  E  I  E  O  W  G  F  W  R  A  S  T
J  L  N  L  R  H  H  H  J  M  D  T  B  Y  T
T  T  E  I  P  H  L  C  U  D  E  M  A  N  G
H  D  M  S  K  M  O  I  D  I  V  R  Y  J  D
```

- [ ] AMOUNT
- [ ] ANGER
- [ ] AROMA
- [ ] BRAVE
- [ ] BRINGS
- [ ] CHECK
- [ ] CHERRY
- [ ] DIVINE
- [ ] FROZEN
- [ ] GENIUS
- [ ] HUMANE
- [ ] IDIOM
- [ ] KNIGHT
- [ ] NAMED
- [ ] NODDED
- [ ] PARENT
- [ ] ROADS
- [ ] SMILED
- [ ] STARRY
- [ ] TRUCE

	4	9		1				
	5	7			8			
				2	7		9	
4			3		5		6	
	7			8	6		3	
			9	4			8	7
	2			3		6		
	9							
6	8			5			4	

HARD

5	2	8	3			1	6	7
6					7		2	8
					2	5	3	9
	3			2	1		7	
		8		5		2	9	4
		4			6		1	
	5		2		3	6	8	1
3			7	5	8			2
	4	2	1	6		7		

EASY

```
A  J  Q  Q  B  W  L  Y  Y  S  I  G  N  E  D
T  T  U  N  R  A  M  K  J  Z  H  F  A  O  W
T  D  I  S  M  I  P  R  B  R  D  L  K  B  P
A  S  N  Y  C  A  S  U  M  F  H  A  B  D  L
C  Z  C  C  Q  A  Y  M  I  N  G  Q  R  L  Y
H  D  E  S  J  O  R  H  L  R  R  N  I  E  K
L  X  L  D  Y  P  K  Y  E  P  T  R  C  R  D
S  C  N  D  X  U  P  R  E  M  H  O  P  A  W
D  A  A  O  G  S  B  H  P  S  T  B  K  T  X
Z  S  I  S  T  H  H  G  I  V  Q  E  T  R  W
X  K  V  Z  T  Y  N  J  T  D  R  N  P  Y  S
U  E  E  V  N  L  A  D  N  A  S  F  E  M  V
K  D  O  O  J  Y  E  P  Z  T  Y  X  L  D  Q
S  S  H  H  B  O  W  H  N  C  M  U  S  T  Y
L  E  I  G  H  T  Y  N  C  B  E  A  V  N  Q
```

- [ ] ASKED
- [ ] ATTACH
- [ ] CASTLE
- [ ] DARED
- [ ] EIGHTY
- [ ] MAYHEM
- [ ] MURKY
- [ ] MUSTY
- [ ] NAIVE
- [ ] PUSHY
- [ ] QUINCE
- [ ] SANDAL
- [ ] SCARY
- [ ] SHRILL
- [ ] SIGNED
- [ ] SLEPT

Congratulations !
Solutions in the following pages:

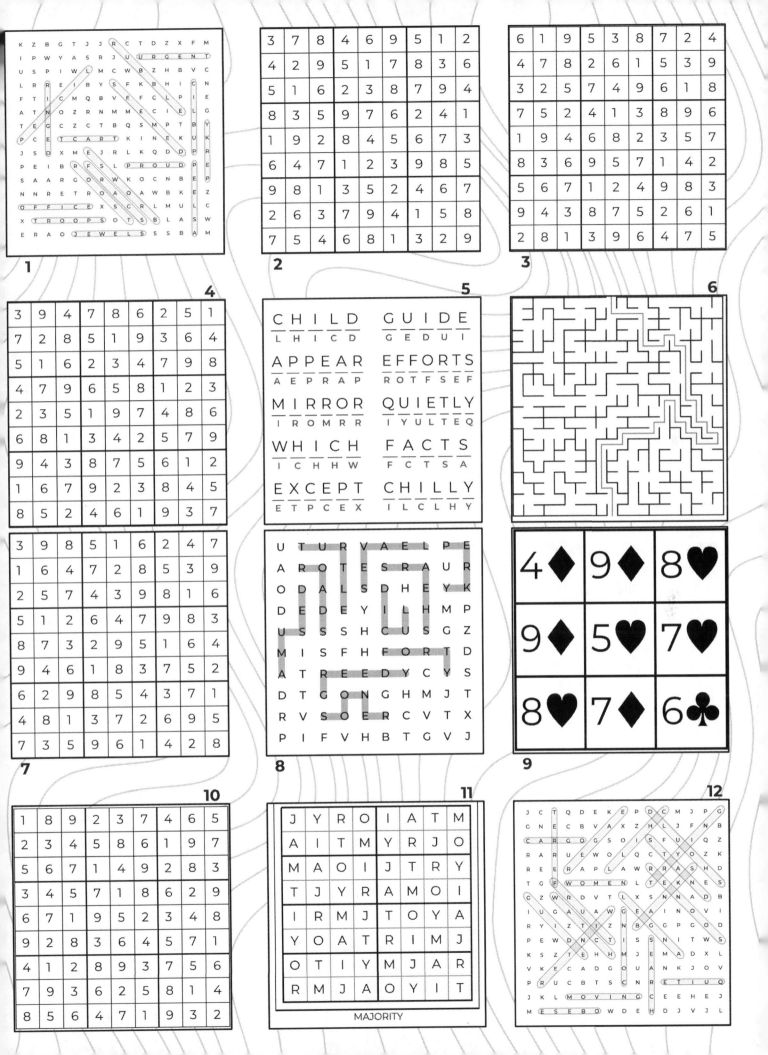

13

3	7	8	5	9	6	1	2	4
2	5	4	1	7	8	3	6	9
6	1	9	2	3	4	5	7	8
4	2	5	7	1	9	6	8	3
1	9	6	8	4	3	2	5	7
8	3	7	6	5	2	4	9	1
5	6	1	4	8	7	9	3	2
7	4	3	9	2	5	8	1	6
9	8	2	3	6	1	7	4	5

14

5	1	2	7	8	6	9	3	4
6	4	7	3	1	9	2	5	8
8	9	3	2	5	4	6	1	7
1	7	5	6	3	2	8	4	9
9	2	6	8	4	1	5	7	3
3	8	4	5	9	7	1	2	6
7	5	9	4	2	8	3	6	1
4	3	8	1	6	5	7	9	2
2	6	1	9	7	3	4	8	5

15

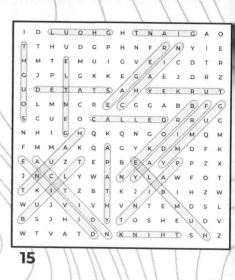

16

(Kakuro-style grid)

17

5	8	4	1	3	7	2	6	9
2	6	7	8	5	9	1	3	4
3	1	9	2	6	4	5	8	7
7	4	1	5	9	6	8	2	3
8	3	2	4	7	1	6	9	5
6	9	5	3	2	8	7	4	1
4	2	6	7	1	3	9	5	8
1	5	8	9	4	2	3	7	6
9	7	3	6	8	5	4	1	2

18

6	8	9	2	1	3	7	4	5
2	3	1	4	7	5	9	6	8
4	5	7	9	8	6	1	2	3
5	4	2	7	3	8	6	1	9
8	7	3	1	6	9	2	5	4
1	9	6	5	2	4	8	3	7
9	1	4	8	5	2	3	7	6
7	6	5	3	9	1	4	8	2
3	2	8	6	4	7	5	9	1

19

PULLING	EXPLORE
L P G U N L I	E P E R L X O
PROPER	**SURPASS**
P O P E R R	S S U S R A P
OBJECTS	**LIZARD**
S J O B E C T	R I L A D Z
CRAZY	**IGNITE**
C R A Z Y	G I T I E N
PASSED	**PRINCES**
E D A P S S	P N I C R E S

20

9	6	1	4	7	2	3	5	8
2	7	8	5	6	3	1	4	9
5	4	3	8	9	1	2	6	7
3	1	9	2	8	6	4	7	5
4	8	7	3	5	9	6	2	1
6	5	2	1	4	7	9	8	3
8	9	5	6	1	4	7	3	2
1	3	4	7	2	5	8	9	6
7	2	6	9	3	8	5	1	4

21

2	4	6	8	5	9	1	3	7
5	3	7	1	4	2	8	6	9
1	8	9	6	3	7	2	4	5
8	6	2	3	9	5	7	1	4
4	5	3	7	1	6	9	2	8
7	9	1	2	8	4	6	5	3
3	2	8	5	7	1	4	9	6
9	1	5	4	6	8	3	7	2
6	7	4	9	2	3	5	8	1

22

5 ♠	8 ♥	8 ♠
7 ♦	7 ♦	7 ♣
9 ♥	6 ♥	6 ♣

23

H	B	B	V	O	U	S	L	L	S
I	R	X	X	L	S	E	E	B	V
D	O	Y	Y	G	I	R	E	N	C
G	P	A	D	D	K	E	P	G	I
E	M	U	J	I	G	N	I	N	L
H	R	U	N	C	G	E	D	I	Z
C	F	I	T	A	M	A	S	H	H
Y	S	Y	L	L	O	L	U	R	L
T	S	D	I	P	C	A	T	E	L
S	E	R	R	J	Z	Z	W	N	T

24

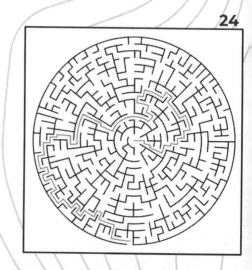

25

7	8	2	1	3	6	4	5	9
4	3	9	2	5	7	6	1	8
6	1	5	4	9	8	2	3	7
5	4	7	6	1	2	9	8	3
1	2	6	3	8	9	5	7	4
3	9	8	7	4	5	1	2	6
8	5	4	9	7	1	3	6	2
2	7	3	5	6	4	8	9	1
9	6	1	8	2	3	7	4	5

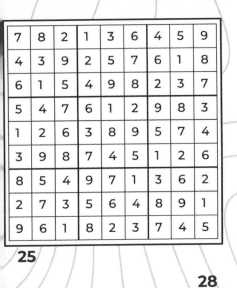

26

Word search grid (words found include: CRACK, HITCH, BARTER, AGREE, PASTEL, THREE)

27

Y	D	S	L	E	U	N	D
D	N	U	E	L	D	S	Y
D	D	E	S	N	Y	L	U
N	L	Y	U	D	D	E	S
U	E	D	D	S	L	Y	N
S	Y	L	N	D	E	U	D
L	U	N	D	Y	S	D	E
E	S	D	Y	U	N	D	L

SUDDENLY

28

5	1	3	2	7	9	8	4	6
6	2	7	5	4	8	3	9	1
4	8	9	3	1	6	2	5	7
8	7	4	9	5	3	6	1	2
2	3	5	1	6	7	9	8	4
9	6	1	8	2	4	7	3	5
3	4	2	6	8	1	5	7	9
7	5	8	4	9	2	1	6	3
1	9	6	7	3	5	4	2	8

29

Word search grid (words found include: POTION, IMAGES, GUESTS, BAUBLE, ELDER, RUSTY, GRIEF)

30

7	9	3	5	1	8	2	4	6
5	6	8	3	2	4	1	7	9
2	1	4	7	9	6	5	3	8
9	4	7	6	5	2	8	1	3
3	2	5	9	4	1	4	6	7
6	8	1	4	7	3	9	2	5
1	7	2	8	3	9	6	5	4
8	3	6	1	4	5	7	9	2
4	5	9	2	6	7	3	8	1

31

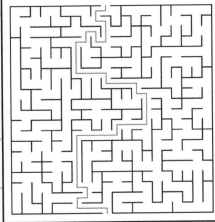

32

Word	Scramble
PRIESTS	RSTISPE
CONJURE	NCREJUO
SLIMY	LMSYI
BLANKET	LEKBATN
EARTH	HAETR
KINDLY	DILYNK
HONESTY	THYONES
FATHER	ERTHAF
SPENT	NSETP
GUILTY	YTGILU

33

4	1	5	7	9	2	3	8	6
6	7	3	1	4	8	5	9	2
8	2	9	6	3	5	1	4	7
2	9	4	8	3	1	7	6	5
3	5	8	2	7	6	9	1	4
7	6	1	9	5	4	2	3	8
5	4	2	3	8	1	6	7	9
9	3	6	4	2	7	8	5	1
1	8	7	5	6	9	4	2	3

34

1	7	8	2	9	3	4	5	6
4	3	9	6	5	8	1	2	7
2	5	6	1	4	7	8	3	9
3	2	1	9	7	5	6	4	8
7	8	4	3	2	6	9	1	5
6	9	5	8	1	4	3	7	2
5	1	2	4	8	9	7	6	3
8	4	3	7	6	2	5	9	1
9	6	7	5	3	1	2	8	4

35

Kakuro grid with clues and entries:
- Row 1: 1 3 7 2 6 5 4 9
- Row 2: 4 7 6 3 9 2 5 (16/10)
- Row 3: 3 4 2 9 5 (22) 9 7 6
- Row 4: 1 8 3 (18 14 21 19) 6 4
- Row 5: 3 5 (24) 2 4 9 6 3
- Row 6: 4 (13 14 25) 6 9 3 7
- Row 7: 6 5 9 7 1 8 4 (8/7)
- Row 8: (16) 8 5 3 (18) 1 2 8 7

36

J	F	X	I	S	I	S	M	U	S
M	Z	R	A	I	N	S	R	M	T
O	A	B	R	O	R	L	A	F	E
X	W	P	G	U	Y	T	X	T	R
A	N	G	Q	P	M	L	I	A	K
A	N	O	R	D	K	S	U	G	E
G	O	C	C	S	Q	E	Z	M	N
Z	Y	G	A	O	N	F	S	J	Z
L	U	C	E	P	D	E	C	Z	J
D	R	E	N	J	B	R	A	S	P

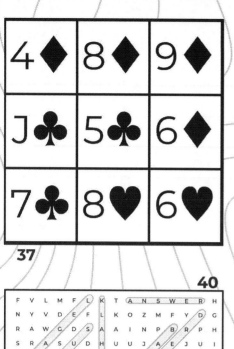

37

4♦	8♦	9♦
J♣	5♣	6♦
7♣	8♥	6♥

38

2	5	6	4	8	9	1	3	7
4	7	3	5	1	2	9	6	8
1	8	9	6	7	3	2	4	5
7	6	2	9	5	4	8	1	3
5	1	4	7	3	8	6	2	9
3	9	8	2	6	1	7	5	4
9	2	1	8	4	5	3	7	6
8	4	7	3	2	6	5	9	1
6	3	5	1	9	7	4	8	2

39

7	9	3	1	6	5	4	8	2
8	2	4	3	7	9	6	5	1
5	1	6	2	4	8	3	9	7
9	6	1	8	5	2	7	4	3
4	7	5	6	1	3	8	2	9
2	3	8	4	9	7	1	5	6
3	4	7	9	8	6	2	1	5
6	8	2	5	3	1	9	7	4
1	5	9	7	2	4	6	3	8

40

```
F V L M F L K T A N S W E R H
N Y V D E F L K O Z M F Y D G
R A W G D S A A I N P B R P H
S R A S U D H U U J A E J U I
P C B N E T C Q Q S A D F K D
Y Q S T N E T N I D V R N E O
A E M N Y T E C N E F A T S C
T N W J I O B U E L C C C R O
Z W P Y B A S Z U K A M E R F
B O R M L O G I G H L A G E L
D L O X R E I A A L T F B T C
R C N R Z F V N H B I N S H
I U Y I S D D I N P B W F A
V J Z I T Y A F L B T X P F V
E I Q A A N N I I X P A W R E
```

41

5	7	8	4	6	9	1	2	3
2	9	1	5	3	7	4	8	6
3	6	4	1	2	8	5	7	9
8	1	3	7	9	2	6	4	5
6	4	5	3	8	1	7	9	2
7	2	9	6	4	5	3	1	8
9	3	7	2	5	4	8	6	1
4	5	2	8	1	6	9	3	7
1	8	6	9	7	3	2	5	4

42

7	9	3	6	4	1	8	2	5
6	4	5	2	3	8	7	9	1
2	1	8	7	5	9	4	6	3
3	6	9	4	2	7	5	1	8
4	8	2	3	1	5	6	7	9
5	7	1	8	9	6	3	2	4
8	2	6	1	7	3	9	5	4
9	3	4	5	6	2	1	8	7
1	5	7	9	8	4	2	3	6

43

```
G C X Y P P Q N E H B V X Z V
N A J M X Z W T B Q H A N D Y
V T H N D B J N G N U W H D D
G E O T F N E D D U S V L E R
I R H O F N E D D U S V L E R
D Q V A P B P Y S I B R M S Y
W L T C F O R R I C T P G M G
U A E Y Z R E B L Y T I R G A
L J L Y O G I Q E Y L N A L J
M C G S R U N Z N U S Y N F E
B C H E E X N O T L D O D C F
C O T O Y S L E I P K E S Y H
Q R X O O K U G V A W L T F C
G N Y E U S H M L E O L Y U P
F Y A N S T E O A P N I K N M
```

44

6	5	8	7	2	3	4	1	9
3	7	9	1	4	6	2	5	8
2	1	4	8	5	9	3	6	7
4	3	6	2	8	5	9	7	1
7	8	5	4	9	1	6	2	3
1	9	2	3	6	7	8	4	5
5	4	1	9	3	2	7	8	6
8	6	3	5	7	4	1	9	2
9	2	7	6	1	8	5	3	4

45

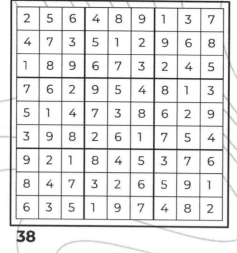

POLAR — O P R L A
CLUMSY — U M L S C Y
BELOW — W B E L O
CLARITY — C L T A Y R I
WORRY — R R W O Y
BRINGS — N R B S G I
MAGIC — G M A I C
GUARD — G A D R U
ORGANIC — N I A O G R C
STACK — C K A S T

46

7	2	8	9	1	3	6	4	5
3	1	5	4	6	7	9	2	8
4	6	9	8	2	5	7	3	1
5	8	2	3	9	6	4	1	7
9	4	3	5	7	1	8	6	2
6	7	1	2	4	8	3	5	9
2	5	7	6	3	9	1	8	4
8	9	6	1	5	4	2	7	3
1	3	4	7	8	2	5	9	6

47

P	L	A	E	O	T	N	T	I
L	T	I	T	N	E	A	O	P
I	T	P	N	E	T	O	A	L
T	P	O	T	A	I	E	L	N
N	A	E	I	T	O	L	P	T
A	E	T	O	L	N	P	I	T
O	I	N	L	T	P	T	E	A
T	O	T	A	P	L	I	N	E
E	N	L	P	I	A	T	T	O

POTENTIAL

48

Kakuro-style grid with clues: top 13, 16, 7, 6, 42, 24, 9; left 37, 33, 5, 16, 12, 4, 42, 18.

2	6	3	5	1	4	7	9
8	7	4	2	5	1	6	
3	2			8	2	9	4
1	7	8		2	1		
		5	3	1	6	8	2	1
1	3		7	9	5		8	3
8	6	3	9	5	7	4	
3	1	9	5		5	1	3

49

1	6	8	2	3	7	9	4	5
3	5	4	1	8	9	7	2	6
2	7	9	5	4	6	3	1	8
7	1	5	4	9	3	8	6	2
6	4	2	8	7	5	1	3	9
9	8	3	6	1	2	4	5	7
5	3	7	9	2	1	6	8	4
4	9	6	3	5	8	2	7	1
8	2	1	7	6	4	5	9	3

50

7♣	8♥	6♣
6♥	9♠	6♥
8♦	4♠	9♥

51

```
R G K L S S O T M E
Y I L P P I G H I D
A Y M A L N K O U M
T O P E S G E G U S
R O S R C M U A B H
V S L E S N U O S E
H T M K O S T R O J
X A L N J K U B N G
D N P A O B B U H S
K O Q E C L Y B W W
```

52

2	4	5	8	9	1	7	3	6
6	7	3	2	4	5	9	1	8
1	8	9	6	7	3	2	4	5
7	2	6	9	1	8	3	5	4
4	5	8	7	3	6	1	9	2
3	9	1	5	2	4	6	8	7
9	6	4	1	5	7	8	2	3
8	3	2	4	6	9	5	7	1
5	1	7	3	8	2	4	6	9

53

4	7	8	6	5	9	1	2	3
2	5	1	3	7	8	4	6	9
3	9	6	1	2	4	5	8	7
6	2	5	7	8	1	9	3	4
9	3	4	2	6	5	7	1	8
1	8	7	9	4	3	2	5	6
7	1	2	8	9	6	3	4	5
5	6	9	4	3	2	8	7	1
8	4	3	5	1	7	6	9	2

54

```
D W G Y D C J S E G L V T L K
L N B C C X G S O N K Z M Z Y
K T L O V E R D S M G N V H Z
T T H G I E S M E L B I R H Z
M H Q T S F S L T Y I E N O X
N R I L I P G O O V A M R E N
H U H I M E C H S W L R Y A M
K O S U P T C F O H L M F Z D
Y S P B L T M M G M Y K Z D
N V H I E Y B E A U T Y U U J
E L A X N G H G K P R V T E
S N S O K G Y R I A P E R L S
S M A E R D L A U F Q X A W J
B Z S B F R E N M T F C U Z Y
W K F D V Y Z V Y S C J O C R
```

55

3	1	6	7	5	2	9	4	8
8	4	9	3	6	1	7	2	5
2	5	7	4	8	9	1	3	6
7	2	4	9	3	8	5	6	1
6	8	5	1	2	4	3	7	9
9	3	1	6	7	5	2	8	4
4	7	2	5	1	6	8	9	3
1	6	8	2	9	3	4	5	7
5	9	3	8	4	7	6	1	2

56

1	5	7	6	8	9	3	4	2
4	8	9	2	3	5	7	6	1
2	3	6	1	4	7	9	8	5
8	9	3	5	1	2	6	7	4
7	2	5	3	6	4	1	9	8
6	1	4	7	9	8	2	5	3
9	4	1	8	2	6	5	3	7
5	6	2	4	7	3	8	1	9
3	7	8	9	5	1	4	2	6

57

```
K T T Q D T L N G A E H M I C
P C F W Z W Q H O D R I N K S D U
L V E U O H J D R I N K S D U
Y N R O C D R U O V A F Q M E
N U C E B U A E Y R Y X V I L
F J E G A P D E R T S R I H T
E M C V O S Z M X Q M K T S
N L N J K E A S E L E V Q I B
E I I A I T R C I S T S L E Q
R K W M C D F L H R T V N Y M
E E C R Y T A Q U A E Y Q X E
S S K N T E I S O R N Y J Q D
N S K H A H T V N A H C U G I
Q N Y L B B O W E H A D E H U
P C T J L Z B M H Q J M J B M
```

58

```
N H S U S F L E I
H L F I E N S U S
I N S E S U F L H
S E U L F S I H N
F S I N L H U S E
S F N H U L E I S
E U L S H I S N F
U S H F I E N S L
L I E S N S H F U
```

UNSELFISH

59

2	7	8	4	6	9	1	3	5
4	1	5	3	7	8	2	6	9
6	9	3	2	1	5	4	7	8
7	3	1	9	8	6	5	2	4
8	4	9	5	3	2	7	1	6
5	2	6	1	4	7	8	9	3
1	8	4	7	9	3	6	5	2
9	6	2	8	5	1	3	4	7
3	5	7	6	2	4	9	8	1

60

8	9	4	2	7	6	3	1	5
2	5	6	1	3	4	8	7	9
3	1	7	8	5	9	2	4	6
7	3	1	9	4	5	6	8	2
9	2	8	6	1	7	4	5	3
4	6	5	3	2	8	7	9	1
1	4	2	5	8	3	9	6	7
5	7	9	4	6	2	1	3	8
6	8	3	7	9	1	5	2	4

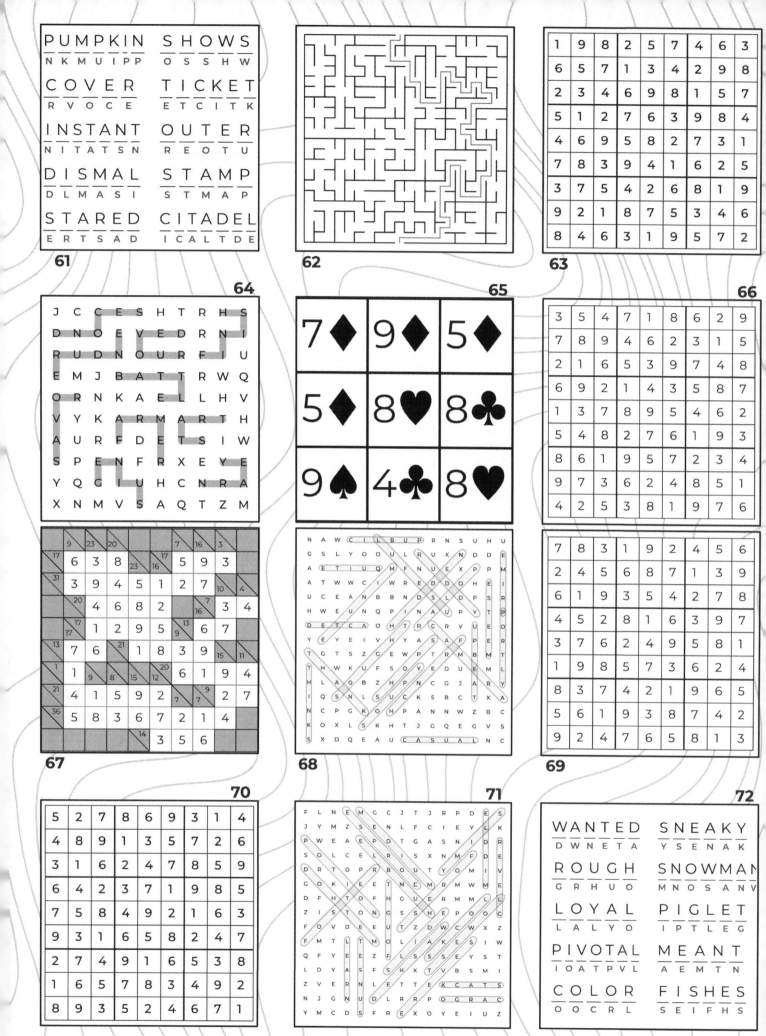

61

PUMPKIN — N K M U I P P
SHOWS — O S S H W
COVER — R V O C E
TICKET — E T C I T K
INSTANT — N I T A T S N
OUTER — R E O T U
DISMAL — D L M A S I
STAMP — S T M A P
STARED — E R T S A D
CITADEL — I C A L T D E

62

63

1	9	8	2	5	7	4	6	3
6	5	7	1	3	4	2	9	8
2	3	4	6	9	8	1	5	7
5	1	2	7	6	3	9	8	4
4	6	9	5	8	2	7	3	1
7	8	3	9	4	1	6	2	5
3	7	5	4	2	6	8	1	9
9	2	1	8	7	5	3	4	6
8	4	6	3	1	9	5	7	2

64

65

7 ♦ | 9 ♦ | 5 ♦
5 ♦ | 8 ♥ | 8 ♣
9 ♠ | 4 ♣ | 8 ♥

66

3	5	4	7	1	8	6	2	9
7	8	9	4	6	2	3	1	5
2	1	6	5	3	9	7	4	8
6	9	2	1	4	3	5	8	7
1	3	7	8	9	5	4	6	2
5	4	8	2	7	6	1	9	3
8	6	1	9	5	7	2	3	4
9	7	3	6	2	4	8	5	1
4	2	5	3	8	1	9	7	6

67

68

69

7	8	3	1	9	2	4	5	6
2	4	5	6	8	7	1	3	9
6	1	9	3	5	4	2	7	8
4	5	2	8	1	6	3	9	7
3	7	6	2	4	9	5	8	1
1	9	8	5	7	3	6	2	4
8	3	7	4	2	1	9	6	5
5	6	1	9	3	8	7	4	2
9	2	4	7	6	5	8	1	3

70

5	2	7	8	6	9	3	1	4
4	8	9	1	3	5	7	2	6
3	1	6	2	4	7	8	5	9
6	4	2	3	7	1	9	8	5
7	5	8	4	2	6	1	3	9
9	3	1	6	5	8	2	4	7
2	7	4	9	1	3	6	5	8
1	6	5	7	8	4	5	9	2
8	9	3	5	2	4	6	7	1

71

72

WANTED — D W N E T A
SNEAKY — Y S E N A K
ROUGH — G R H U O
SNOWMAN — M N O S A N V
LOYAL — L A L Y O
PIGLET — I P T L E G
PIVOTAL — I O A T P V L
MEANT — A E M T N
COLOR — O O C R L
FISHES — S E I F H S

73

5	2	4	8	1	3	9	7	6
9	7	1	5	6	2	4	8	3
3	8	6	4	9	7	2	1	5
2	4	5	7	8	1	3	6	9
1	6	7	3	4	9	5	2	8
8	9	3	6	2	5	1	4	7
6	1	8	9	3	4	7	5	2
4	5	9	2	7	6	8	3	1
7	3	2	1	5	8	6	9	4

74

2	7	8	1	4	3	5	6	9
5	1	3	6	9	8	2	4	7
4	6	9	2	5	7	3	1	8
3	9	2	7	1	6	8	5	4
1	5	7	3	8	4	6	9	2
6	8	4	5	2	9	7	3	1
7	4	5	9	6	2	1	8	3
9	2	6	8	3	1	4	7	5
8	3	1	4	7	5	9	2	6

75

6	3	4	9	5	7	1	8	2
8	1	5	3	4	2	7	9	6
9	2	7	1	8	6	4	3	5
4	7	6	8	1	9	5	2	3
2	5	8	6	7	3	9	4	1
3	9	1	4	2	5	6	7	8
5	8	3	7	9	1	2	6	4
1	4	9	2	6	8	3	5	7
7	6	2	5	3	4	8	1	9

76

N	D	N	I	T	A	T	E	G
N	E	T	G	A	I	D	N	T
A	G	I	D	N	T	E	T	N
G	N	T	E	T	N	I	D	A
T	N	D	T	I	E	A	G	N
T	I	N	A	E	T	G	N	D
E	T	A	N	D	G	N	I	T
D	T	E	N	G	N	T	A	I
I	A	G	T	N	D	N	T	E

ATTENDING

77

2	7	9	1	4	3	5	8	6
4	1	6	8	5	9	2	7	3
5	8	3	6	7	2	4	9	1
1	4	7	9	6	5	3	2	8
6	3	5	2	8	7	1	4	9
8	9	2	4	3	1	6	5	7
7	5	4	3	9	6	8	1	2
9	6	1	5	2	8	7	3	4
3	2	8	7	1	4	9	6	5

78

4♥	J♦	7♦
9♥	2♠	J♠
8♦	9♥	4♣

79

Z	P	E	A	X	C	H	I	C	K
X	T	U	N	L	E	H	W	F	H
S	H	T	H	G	I	S	F	A	X
R	H	S	U	R	S	L	C	F	Q
E	H	G	M	B	G	E	P	T	V
M	T	A	F	L	A	B	T	H	V
I	S	U	G	A	I	L	N	T	Q
O	H	P	V	R	L	W	I	D	I
Z	E	B	S	C	A	D	P	Y	I
B	T	I	P	X	S	T	C	T	R

80

8	9	4	2	7	6	3	1	5
2	5	6	1	3	4	8	7	9
1	3	7	8	5	9	2	4	6
5	4	1	3	6	2	7	9	8
6	8	3	7	9	1	4	5	2
9	7	2	4	8	5	6	3	1
4	2	8	5	1	7	9	6	3
3	1	9	6	4	8	5	2	7
7	6	5	9	2	3	1	8	4

81

1	7	5	2	4	3	9	6	8
3	4	6	8	1	9	7	2	5
8	2	9	5	6	7	1	3	4
9	6	1	3	2	4	5	8	7
5	8	4	7	9	6	2	1	3
2	3	7	1	8	5	4	9	6
7	1	8	4	3	2	6	5	9
6	5	3	9	7	1	8	4	2
4	9	2	6	5	8	3	7	1

82

R	K	I	S	L	A	N	D	U	W	C	L	O	B	E
G	F	K	C	U	R	T	Q	N	R	S	T	K	Y	G
K	Z	B	M	D	P	E	A	L	S	O	B	G	G	
M	O	T	H	E	R	K	T	B	E	Y	S	C	D	Y
C	X	B	H	G	O	C	E	F	O	S	L	R	W	
Q	L	D	L	P	S	S	A	W	G	J	L	R	K	J
K	J	E	S	E	E	L	V	R	O	K	I	T	R	S
S	E	Q	A	E	W	B	Y	I	H	J	V	O	Y	
B	U	K	H	N	G	O	K	C	N	S	K	E	S	
R	L	C	F	R	M	R	T	B	C	L	A	G	E	C
E	J	A	C	D	U	K	J	Z	B	X	F	C	G	Q
C	G	N	M	V	N	F	E	U	L	Z	W	R	A	
G	K	X	B	X	H	L	N	X	L	R	F	M	B	W
R	V	H	B	R	K	W	A	X	J	K	B	W	D	
E	U	E	J	D	E	N	R	U	T	Q	V	T	C	T

83

Kakuro-style grid with clue totals (14, 24, 21, 7, 22, 11, etc.) and entries:

	9	8	4	3		7	9	1
	1	7	3	4	6	5	2	
	4	1	9		5	4	5	6
		2	5		7	6	9	8
	7	6		4	2		2	8
	9		8	4	1	6	4	2
	3	8	9	2	1	6	5	
	1	4	8		8	5	4	2

84

6	7	9	4	2	5	8	1	3
5	1	8	7	3	6	4	9	2
2	4	3	8	1	9	5	6	7
8	2	6	5	9	7	1	3	4
7	3	4	1	6	8	9	2	5
9	5	1	2	4	3	7	8	6
4	6	5	3	8	1	2	7	9
1	9	2	6	7	4	3	5	8
3	8	7	9	5	2	6	4	1

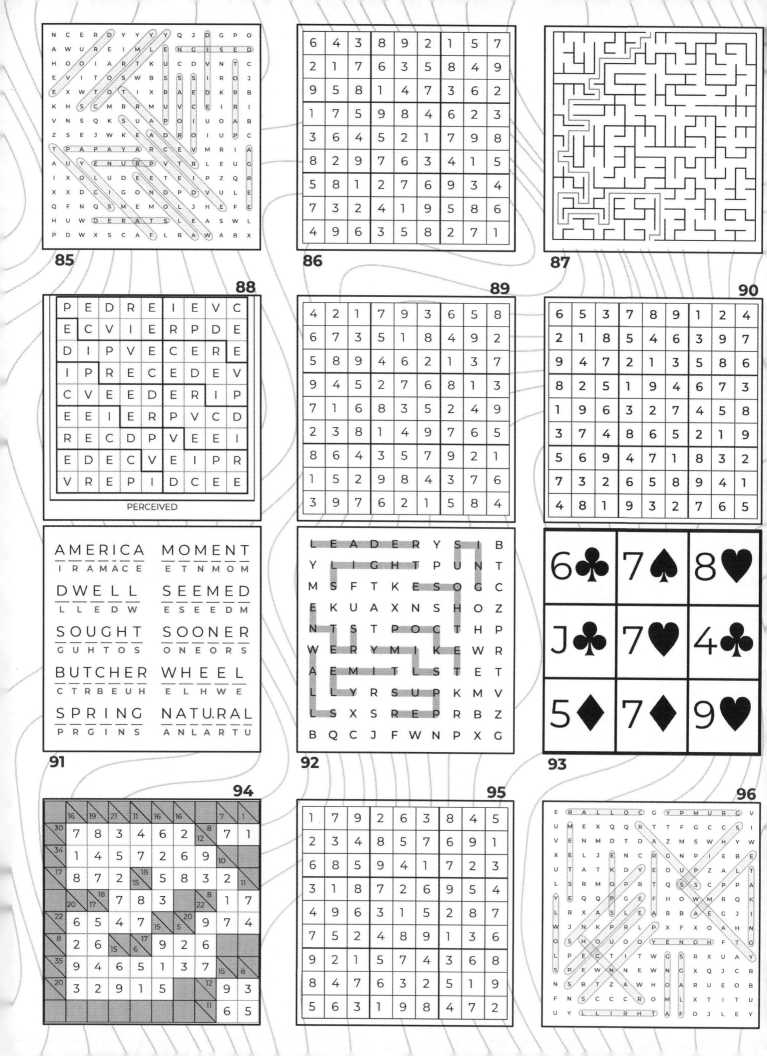

97

4	1	3	6	8	2	5	7	9
6	7	5	1	3	9	2	4	8
8	2	9	7	4	5	3	6	1
7	9	6	3	2	1	4	8	5
2	5	1	4	7	8	6	9	3
3	4	8	5	9	6	1	2	7
9	6	7	2	5	3	8	1	4
5	8	2	9	1	4	7	3	6
1	3	4	8	6	7	9	5	2

98

5	1	6	4	8	9	2	3	7
4	7	3	5	1	2	9	6	8
8	2	9	6	7	3	1	4	5
9	6	2	7	5	4	8	1	3
7	8	1	9	3	6	4	5	2
3	5	4	8	2	1	7	9	6
6	3	8	1	4	7	5	2	9
1	9	5	2	6	8	3	7	4
2	4	7	3	9	5	6	8	1

99

Q	D	A	C	W	Y	D	N	U	O	R	G	R	W	K
Y	V	K	G	L	O	Z	A	Y	O	J	A	Z	A	A
S	A	I	D	Q	G	B	V	G	G	O	L	F	E	R
A	N	D	G	L	O	L	H	D	R	P	B	E	E	C
C	U	F	G	P	B	N	O	Q	E	E	A	V	Y	T
O	I	K	W	L	O	P	X	F	L	A	Q	R	P	
Z	R	W	K	I	N	E	S	Q	A	L	S	M	R	I
V	G	U	I	Y	I	J	O	T	C	D	G	W	F	J
X	Z	H	Z	Q	H	C	U	D	B	T	L	P	L	Y
X	A	Z	F	S	B	A	H	L	E	S	L	R	H	Z
X	G	D	O	N	L	A	S	P	N	E	T	A	K	U
A	G	J	A	D	P	T	F	R	A	I	R	A	H	G
N	E	T	T	O	R	L	A	W	Y	E	R	G	L	Y
T	G	O	L	D	E	N	M	H	L	J	T	F	Q	E

100

5	1	3	6	9	2	4	7	8
4	7	8	3	5	1	6	9	2
6	2	9	7	4	8	1	3	5
7	4	6	5	8	3	2	1	9
2	9	5	1	6	7	3	8	4
3	8	1	4	2	9	5	6	7
8	3	4	2	7	6	9	5	1
1	5	7	9	3	4	8	2	6
9	6	2	8	1	5	7	4	3

101

VANISH	CERTAIN
S I A H N V	N T R E I A C
DUSTY	DREAM
S U T Y D	E R A M D
SADNESS	ORDERS
A S N S D S E	R S D E R O
UNTRUE	DEGREES
E T U U N R	D E E G S E R
FORFEIT	LIGHTS
E T F R F I O	G L H S I T

102

8	9	4	7	2	6	3	1	5
2	6	7	3	1	5	8	4	9
3	1	5	4	8	9	2	6	7
5	2	6	9	7	1	4	3	8
1	7	8	2	4	3	9	5	6
4	3	9	5	6	8	7	2	1
9	4	1	6	3	7	5	8	2
7	8	2	1	5	4	6	9	3
6	5	3	8	9	2	1	7	4

103

3	2	4	6	5	9	1	8	7
1	5	7	2	4	8	6	9	3
8	6	9	3	7	1	2	4	5
4	1	8	5	2	3	9	7	6
5	7	6	1	9	4	3	2	8
2	9	3	8	6	7	5	1	4
9	8	1	7	3	5	4	6	2
6	4	5	9	8	2	7	3	1
7	3	2	4	1	6	8	5	9

104

2	6	7	5	3	9	4	8	1
8	4	9	2	6	1	7	5	3
1	3	5	7	4	8	6	9	2
4	7	6	1	5	3	9	2	8
5	8	3	6	9	2	1	4	7
9	2	1	8	7	4	3	6	5
3	9	2	4	1	5	8	7	6
6	5	4	3	8	7	2	1	9
7	1	8	9	2	6	5	3	4

105

R	A	B	E	A	O	D	L
O	D	A	L	E	A	B	R
L	A	E	B	O	R	A	D
A	R	D	O	A	E	L	B
E	B	A	R	D	L	A	O
D	L	O	A	R	B	E	A
A	O	L	D	B	A	R	E
B	E	R	A	L	D	O	A

ADORABLE

106

4♠	8♣	9♥
J♠	7♦	4♠
7♣	6♦	8♣

107

Z	G	I	A	N	T	U	A	R	A
N	N	E	A	E	Q	T	I	A	O
U	T	L	T	A	N	C	S	T	X
E	J	N	I	A	R	X	G	E	N
R	C	I	R	E	T	O	L	E	G
A	U	Q	C	L	S	F	O	Q	V
H	C	S	L	R	E	L	P	U	S
W	O	C	N	O	T	S	O	J	N
Y	S	W	A	P	M	E	R	E	R
S	T	L	Y	O	C	H	L	T	U

108

7	9	4	8	2	6	1	3	5
5	1	8	4	3	9	2	6	7
2	3	6	5	1	7	8	4	9
6	4	3	9	8	1	5	7	2
9	7	2	6	5	3	4	1	8
1	8	5	2	7	4	3	9	6
4	2	7	1	6	8	9	5	3
3	5	9	7	4	2	6	8	1
8	6	1	3	9	5	7	2	4

109

8	2	7	6	3	5	9	1	4
9	3	1	4	2	8	6	5	7
6	4	5	1	7	9	2	8	3
7	5	3	8	9	2	4	6	1
4	6	9	3	1	7	8	2	5
2	1	8	5	6	4	3	7	9
1	8	6	9	5	3	7	4	2
3	7	4	2	8	1	5	9	6
5	9	2	7	4	6	1	3	8

110

Word search grid (letters)

111

Circular maze puzzle

112

1	5	7	3	9	4	6	2	8
2	4	6	7	1	8	3	5	9
8	9	3	6	2	5	1	4	7
7	3	5	1	6	2	9	8	4
6	8	2	4	3	9	5	7	1
4	1	9	8	5	7	2	3	6
5	6	8	9	4	3	7	1	2
3	7	1	2	8	6	4	9	5
9	2	4	5	7	1	8	6	3

113

Word search grid (letters)

114

R	P	S	O	E	S	E	L	W
S	L	S	E	W	P	E	R	O
O	R	E	E	S	W	L	P	S
E	O	P	W	L	S	R	S	E
W	S	E	R	S	L	P	O	E
E	S	O	L	P	E	W	S	R
P	W	L	S	R	E	O	E	S
S	E	R	P	E	O	S	W	L
L	E	W	S	O	R	S	E	P

POWERLESS

115

2	7	8	1	4	3	5	6	9
5	1	3	6	9	7	2	4	8
4	6	9	2	5	8	3	1	7
8	5	2	3	6	1	7	9	4
1	4	6	9	7	2	8	3	5
3	9	7	4	8	5	1	2	6
9	8	1	7	2	6	4	5	3
6	2	5	8	3	4	9	7	1
7	3	4	5	1	9	6	8	2

116

3	1	4	5	2	7	8	6	9
6	2	9	1	4	8	3	5	7
8	7	5	3	9	6	1	2	4
2	4	3	9	8	5	6	7	1
9	5	7	4	6	1	2	3	8
1	6	8	2	7	3	9	4	5
4	3	2	1	5	9	5	8	6
5	8	1	6	3	4	7	9	2
7	9	6	8	5	2	4	1	3

117

Kakuro-style number puzzle

118

LUCKY — CLYKU

SISTER — STRIES

OFTEN — EOFTN

LIKES — KISEL

EASIER — SEIRAE

CLIMATE — CATILEM

BELLS — LLEBS

EXPANSE — NPESAEX

KINGS — GIKSN

OPTIMAL — MITLPOA

119

7	8	3	9	1	2	4	6	5
2	4	9	6	3	5	1	8	7
5	1	6	4	7	8	3	9	2
6	5	1	2	8	9	7	3	4
9	3	4	1	5	7	6	2	8
8	2	7	3	6	4	9	5	1
1	9	2	8	4	3	5	7	6
4	7	8	5	9	6	2	1	3
3	6	5	7	2	1	8	4	9

120

Word search grid (letters)

121

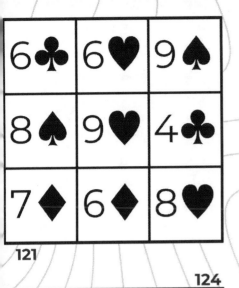

6♣	6♥	9♠
8♠	9♥	4♣
7♦	6♦	8♥

122

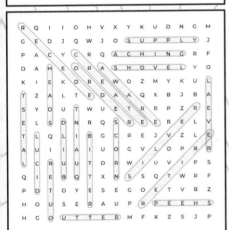

(maze)

123

6	7	9	1	2	3	4	8	5
2	8	1	7	5	4	6	9	3
3	5	4	8	9	6	1	2	7
5	1	6	3	7	2	4	9	...
4	3	2	9	1	5	7	6	8
7	9	8	4	6	2	3	5	1
1	4	5	2	3	9	8	7	2
8	2	7	5	4	1	9	3	6
9	6	3	2	8	7	5	1	4

124

(word search grid)

125

5	7	8	4	6	9	1	2	3
1	2	9	5	3	7	4	8	6
3	4	6	1	2	8	5	7	9
4	6	5	9	7	3	8	1	2
2	1	3	8	4	5	6	9	7
9	8	7	6	1	2	3	4	5
6	3	1	2	9	4	7	5	8
7	5	2	3	8	1	9	6	4
8	9	4	7	5	6	2	3	1

126

2	7	8	6	5	1	4	9	3
6	5	9	4	7	3	2	1	8
1	3	4	8	9	2	5	6	7
3	4	1	9	6	8	7	2	5
5	9	2	3	4	7	1	8	6
7	8	6	1	2	5	3	4	9
4	2	5	7	8	9	6	3	1
9	1	7	2	3	6	8	5	4
8	6	3	5	1	4	9	7	2

127

(word search grid)

128

4	7	8	6	5	9	2	1	3
2	5	1	3	7	8	6	4	9
3	9	6	1	2	4	7	5	8
5	3	4	8	6	1	9	7	2
1	6	7	4	9	2	3	8	5
8	2	9	5	3	7	1	6	4
9	1	5	7	4	3	8	2	6
6	8	3	2	1	5	4	9	7
7	4	2	9	8	6	5	3	1

129

(Kakuro-style grid)

130

7	9	6	1	5	4	3	2	8
2	4	8	3	7	6	5	9	1
1	3	5	2	8	9	4	6	7
3	5	1	6	2	7	8	4	9
8	6	7	4	9	5	1	3	2
9	2	3	8	4	1	6	7	5
5	1	2	7	4	3	9	8	6
4	8	9	5	6	2	7	1	3
6	7	4	9	1	8	2	5	4

131

SLENDER   OUTRAGE
N L D E R S E   A E R G T O U

INVITED   AMUSE
I I N T V E D   U A S M E

TONIGHT   DAYTIME
H N T G O I T   D M A Y E I T

SHOWER   PROPEL
R H E S W O   P O E R L P

MORNING   BAKED
N R G O M I N   D E K B A

132

N	R	I	S	A	F	E	M	H
A	E	F	M	H	I	N	R	S
R	H	M	I	E	N	F	S	A
H	I	N	F	S	A	R	E	M
S	M	E	N	F	R	A	H	I
E	N	H	A	R	S	M	I	F
F	S	A	R	I	M	H	N	E
I	A	R	H	M	E	S	F	N
M	F	S	E	N	H	I	A	R

FISHERMAN

133

4	5	1	7	3	6	9	2	8
2	7	3	9	1	8	5	4	6
6	8	9	5	2	4	7	1	3
9	6	8	4	7	1	2	3	5
1	3	5	6	9	2	8	7	4
7	4	2	8	5	3	6	9	1
8	2	4	1	6	9	3	5	7
3	1	7	2	8	5	4	6	9
5	9	6	3	4	7	1	8	2

134

4♥	8♦	9♠
9♠	4♠	8♦
8♥	9♠	4♠

135

C	U	Q	L	B	E	G	U	Q	X
Q	B	E	V	C	I	O	N	P	P
N	A	K	A	R	F	M	U	E	F
N	R	L	K	D	K	I	K	O	K
C	K	E	Y	J	S	E	S	P	K
D	Q	E	Z	N	Q	A	Z	L	K
J	D	K	R	O	R	B	K	E	L
N	E	R	M	O	H	V	S	J	V
I	V	E	E	N	E	G	P	R	D
I	L	A	L	Y	E	R	R	E	A

136

7	2	8	3	1	9	4	5	6
3	4	5	6	8	7	1	2	9
6	1	9	4	2	5	3	7	8
5	6	3	7	9	4	8	1	2
2	7	4	8	6	1	5	9	3
8	9	1	5	3	2	7	6	4
4	8	2	1	5	6	9	3	7
1	3	6	9	7	8	2	4	5
9	5	7	2	4	3	6	8	1

137

2	4	5	7	8	1	3	6	9
6	7	3	2	4	9	5	1	8
1	8	9	6	3	5	2	4	7
7	1	4	3	6	2	9	8	5
3	9	8	5	1	4	7	2	6
5	2	6	8	9	7	1	3	4
9	3	1	4	7	8	6	5	2
4	5	7	1	2	6	8	9	3
8	6	2	9	5	3	4	7	1

138

E	E	D	M	R	D	B	H	K	O	S	U	F	G	S
B	L	J	E	D	R	Z	S	T	O	R	F	T	E	M
O	I	W	A	A	G	I	L	L	H	A	V	P	I	Q
D	T	W	C	G	U	A	D	B	V	A	L	B	C	D
C	H	J	S	N	S	E	Z	R	E	V	O	R	K	Y	M
V	C	R	E	E	H	C	T	E	T	T	E	S	P	U
F	L	E	S	Z	W	O	O	L	S	S	U	R	D
S	X	T	U	K	T	R	K	T	B	I	A	E	Q	Q
B	V	A	G	R	N	N	X	T	H	J	A	E	Q	W
Q	G	L	A	H	Y	Y	H	O	A	L	T	M	D	D
R	Z	D	P	C	S	B	M	R	X	P	W	E
G	E	I	K	H	A	I	X	W	L	F	A	L	R
R	E	P	A	I	R	E	O	U	W	J	T	C	O
P	R	O	O	F	F	K	E	B	N	Y	L	S	A	G

140

	11	21	20	21	8	10	27	4
42	1	8	5	9	6	2	7	4
37	7	6	1	4	2	8	9	7/8
19	3	2	6	8	18/13	3	7	8
12/19	4	8	25	17/18	9	8		
3/7	2	1	3	2	4	3		
9	9	5/10	13	6	7	10	5/11	3 2
37	8	1	4	7	9	6	2	8
19	4	6	9	21	4	9	8	

141

Y	G	A	N	C	W	Z	G	N	I	R	P	S	K	B
U	Q	A	I	K	L	O	N	X	R	V	O	Y	F	E
S	R	B	A	E	O	I	K	V	V	J	T	H	T	L
U	C	O	M	A	Z	S	B	O	R	I	N	G	C	O
F	X	M	O	K	I	O	H	D	O	F	W	F	O	N
I	A	M	D	S	Y	L	R	E	F	O	X	R	L	G
P	T	C	G	C	T	Z	E	F	R	N	S	E	U	M
J	J	V	T	I	R	E	S	A	Z	V	E	Q	M	K
X	I	V	Z	O	A	X	H	T	C	J	Z	P	N
A	E	N	U	A	R	S	I	A	S	T	Y	S	U	R
T	M	P	X	I	D	R	R	T	B	R	I	M	P	T
T	I	B	E	N	I	Q	A	Y	V	I	M	O	R	A
A	C	I	T	S	Q	K	F	L	R	T	A	Z	S	N
H	S	A	P	L	A	Y	E	D	O	N	O	Q	T	P

142

MEDIUM	PERSIST
U E M M I D	S E I P T S R
PRETTY	REVENGE
E T Y R T P	N G E E R E V
RECEDE	GENRE
E D C R E E	E E R G N
NOBODY	TEETH
O D Y B O N	E T H T E
KNIFE	TELLING
N F E I K	L G I N E T L

143

3	7	5	2	8	1	6	9	4
4	2	9	5	7	6	1	8	3
6	1	8	4	9	3	2	5	7
5	8	1	3	4	9	7	2	6
2	4	6	8	1	7	5	3	9
7	9	3	6	2	5	4	1	8
8	3	4	1	6	2	9	7	5
9	5	2	7	3	4	8	6	1
1	6	7	9	5	8	3	4	2

144

3	9	6	4	2	5	1	7	8
5	2	4	7	1	8	6	9	3
7	1	8	9	3	6	2	4	5
2	6	9	5	4	7	3	8	1
8	7	1	3	6	2	4	5	9
4	3	5	8	9	1	7	6	2
9	4	7	1	5	3	8	2	6
6	8	3	2	7	9	5	1	4
1	5	2	6	8	4	9	3	7

145

L	R	E	A	E	G	D	Y	N
A	Y	D	G	N	L	E	E	R
D	L	R	Y	E	E	N	G	A
Y	A	N	E	G	D	R	L	E
N	E	G	E	D	R	L	A	Y
E	N	A	R	L	E	Y	D	G
E	G	L	D	R	Y	A	N	E
G	D	E	N	Y	A	E	R	L
R	E	Y	L	A	N	G	E	D

LEGENDARY

146

3	1	4	6	9	2	5	7	8
7	8	5	4	3	1	6	9	2
9	2	6	5	7	8	1	3	4
5	9	2	8	4	3	7	6	1
8	6	1	2	5	7	9	4	3
4	7	3	1	6	9	8	2	5
2	4	8	9	1	6	3	5	7
1	3	9	7	2	5	4	8	6
6	5	7	3	8	4	2	1	9

147

8	6	2	7	5	4	3	1	9
5	1	9	6	3	8	4	2	7
7	3	4	1	2	9	5	6	8
2	5	1	3	4	7	8	9	6
6	7	3	9	8	2	1	4	5
4	9	8	5	1	6	2	7	3
3	4	6	2	9	5	7	8	1
1	8	7	4	6	3	9	5	2
9	2	5	8	7	1	6	3	4

148

N	P	Y	F	C	J	M	O	U	T
K	O	T	Q	Z	Y	W	O	R	H
C	R	R	Z	Z	I	R	L	H	P
N	R	A	S	E	I	F	V	T	Y
D	N	C	C	W	P	O	C	T	N
V	A	U	U	Y	M	R	T	I	
I	W	V	D	L	T	O	R	A	R
V	I	E	H	R	S	Q	V	V	
H	D	L	D	O	W	N	S	U	M
J	D	P	E	P	E	C	H	M	M

149

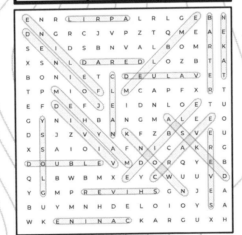

4♥	8♠	9♦
J♦	5♥	6♥
7♦	8♣	6♦

150

8	9	4	7	5	2	3	6	1
2	5	7	3	6	1	9	8	4
3	1	6	4	8	9	2	5	7
5	4	1	6	2	3	7	9	8
7	2	8	9	1	4	5	3	6
9	6	3	5	7	8	1	4	2
4	3	2	1	9	6	8	7	5
6	8	5	2	3	7	4	1	9
1	7	9	8	4	5	6	2	3

151

5	2	6	4	1	9	8	3	7
1	4	7	5	8	3	9	6	2
8	9	3	6	7	2	1	4	5
4	7	1	9	6	8	5	2	3
3	5	8	7	2	4	6	1	9
9	6	2	3	5	1	4	7	8
2	1	4	8	3	5	7	9	6
6	3	5	1	9	7	2	8	4
7	8	9	2	4	6	3	5	1

152

E	N	R	L	I	R	P	A	L	R	L	G	E	B	N
D	N	G	R	C	J	V	P	Z	T	Q	M	E	A	E
S	E	I	D	S	B	N	V	A	L	B	O	M	R	K
X	S	N	L	D	A	R	E	D	L	O	Z	B	T	A
B	O	N	I	E	T	C	D	E	U	L	A	V	E	T
T	P	M	I	O	F	L	M	C	A	P	F	X	R	T
E	F	D	E	F	J	E	I	D	N	L	O	E	T	U
G	Y	N	I	H	B	A	N	G	M	A	L	E	E	O
X	S	J	Z	V	Y	N	K	F	Z	B	S	V	E	U
X	S	A	I	O	I	A	F	N	I	C	A	K	R	G
D	O	U	B	L	E	V	M	D	O	R	Q	Y	E	B
Q	L	B	W	B	M	X	E	Y	C	W	U	U	V	D
Y	G	M	P	R	E	V	I	H	S	G	N	J	E	A
B	U	Y	M	N	H	D	E	L	O	I	O	Y	S	A
W	K	E	N	I	N	A	C	K	A	R	G	U	X	H

153

3	9	6	4	1	5	2	7	8
1	5	4	7	2	8	6	9	3
2	7	8	9	3	6	1	4	5
8	2	5	6	7	9	3	1	4
4	3	1	8	5	2	9	6	7
9	6	7	1	4	3	5	8	2
5	8	9	2	6	4	7	3	1
7	4	3	5	9	1	8	2	6
6	1	2	3	8	7	4	5	9

154

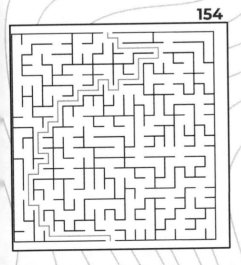

155

W	Y	A	A	R	C	B	Y	G	U	P	L	N	I	M
B	U	M	P	Y	A	G	N	Z	M	I	L	D	Y	N
C	D	M	P	N	K	U	I	Z	N	N	U	U	G	P
Y	J	H	A	T	N	K	D	E	N	O	I	N	S	T
V	A	N	S	I	T	G	D	Y	R	G	M	V	Y	H
R	H	E	S	P	I	E	D	V	L	P	H	A	F	F	Y H
A	D	B	T	T	Q	C	V	L	P	C	R	O	P	S
L	R	O	I	Y	R	I	A	D	T	Z	S	S	O	X
O	G	R	P	U	S	O	S	L	E	Z	S	O	R	X
S	V	R	O	T	W	N	Z	O	Z	U	Q	C	A	M
M	B	O	C	E	E	Z	H	O	W	O	M	A	N	
L	F	W	L	A	G	F	C	M	M	I	N	E	D	U
Z	A	S	K	S	O	J	C	V	H	U	N	T	E	R
H	F	Y	R	Z	G	S	I	G	N	E	D	P	S	B

156

8	7	1	2	3	6	9	5	4
9	3	5	4	1	7	6	2	8
2	4	6	8	5	9	1	7	3
3	1	4	7	9	5	2	8	6
6	2	7	3	4	8	5	9	1
5	8	9	6	2	1	3	4	7
4	5	2	1	7	3	8	6	9
1	9	8	5	6	4	7	3	2
7	6	3	9	8	2	4	1	5

	26	9	7	19	13	13	16	9	
44	2	4	3	8	7	5	6	9	
35	9	5	4	6	2	1	8	21	22
8	8	4	28	5	4	7	2	1	9
10	7	3	14	18	18	22	14	6	8
	24	1	2	6	7	8	15 14	9	5
	10	14 30	7	9	3	4	2	5	
31	7	5	4	3	2	1	9		9
13	3	9	1	19	6	9	4	6 7	7
							8	6	2

157

I	H	L	R	O	S	A	I	U
I	S	I	A	U	O	H	L	R
S	R	I	O	H	U	L	A	I
R	I	U	L	A	H	O	I	S
U	O	A	H	I	L	S	R	I
O	I	H	S	L	I	R	U	A
L	A	S	U	I	R	I	H	O
A	L	O	I	R	I	U	S	H
H	U	R	I	S	A	I	O	L

HILARIOUS

158

2	9	4	5	8	7	6	1	3
6	5	7	1	3	4	8	2	9
8	3	1	2	9	6	4	5	7
4	1	6	7	2	3	5	9	8
7	2	3	8	5	9	1	4	6
5	8	9	4	6	1	3	7	2
1	6	5	9	7	8	2	3	4
3	7	2	6	4	5	9	8	1
9	4	8	3	1	2	7	6	5

159

160

7	3	8	4	6	9	1	5	2
2	4	9	5	1	7	3	8	6
1	5	6	2	3	8	4	9	7
9	6	1	3	8	4	7	2	5
3	7	5	1	2	6	9	4	8
8	2	4	7	9	5	6	1	3
5	9	3	6	4	2	8	7	1
6	8	7	9	5	1	2	3	4
4	1	2	8	7	3	5	6	9

161

SCARE
CERAS

COARSE
OSRECA

LOWEST
WSOTLE

GRATIFY
IATFRYG

GRUMPY
YGPMRU

BANKER
BRAKEN

SHOCK
SOHCK

HELPING
GIPHLNE

PRUNE
NUREP

SPECIAL
APIECLS

162

5♥	7♣	9♥
9♠	5♦	7♣
7♣	9♥	5♣

C	V	O	O	T	E	C	M	H	V
A	K	S	E	H	C	A	M	J	N
N	A	G	T	A	S	N	E	D	F
T	T	U	X	Y	T	E	A	K	L
S	E	O	J	K	Y	P	R	W	Y
P	S	Y	L	A	H	L	U	M	S
B	U	O	F	O	S	C	C	H	L
F	Z	N	T	S	W	I	T	M	N
W	O	R	G	L	G	A	S	P	W
U	Y	D	D	J	U	E	S	B	P

163

7	2	5	1	9	3	6	4	8
3	8	9	2	6	4	5	1	7
4	1	6	7	5	8	3	9	2
5	9	3	6	8	1	7	2	4
8	7	2	3	4	9	1	5	6
6	4	1	5	2	7	8	3	9
1	3	4	8	7	2	9	6	5
2	5	8	9	1	6	4	7	3
9	6	7	4	3	5	2	8	1

164

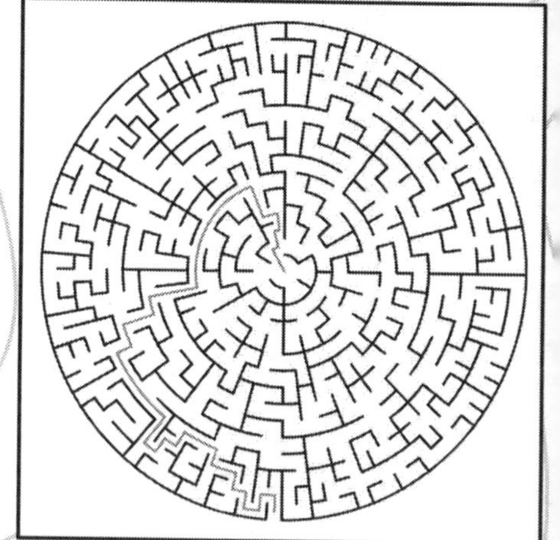

165

166

Y	M	X	M	W	E	C	K	Z	K	D	U	R	T	D
I	N	B	T	B	R	R	X	J	M	U	M	L	L	M
S	W	W	K	D	S	D	R	I	B	S	Y	N	K	O
I	A	N	R	L	Y	R	D	A	W	T	Q	A	Q	W
S	X	L	I	P	E	L	I	G	C	Y	O	P	I	G
Y	M	M	M	V	V	A	D	F	J	K	I	R	W	X
B	I	Z	I	O	Y	T	D	A	Q	S	Z	W	E	R
T	I	R	J	S	N	U	E	S	E	T	N	I	E	H
R	F	P	S	G	Q	Z	C	E	L	D	N	L	P	O
E	P	O	F	D	P	B	I	L	Z	E	I	Z	I	S
B	B	O	E	X	X	R	D	I	G	H	A	R	D	O
M	E	K	I	H	S	I	E	M	W	R	E	I	J	L
A	I	S	T	R	I	V	E	X	X	V	E	R	U	I
L	M	L	F	V	A	D	K	T	O	U	R	J	K	D
D	M	G	H	D	A	I	O	C	G	R	C	T	V	V

167

5	1	9	3	7	6	4	8	2
4	6	8	5	1	2	7	9	3
2	3	7	8	4	9	5	6	1
8	2	4	9	6	1	3	7	5
3	7	5	2	8	4	6	1	9
1	9	6	7	3	5	2	4	8
7	5	1	6	9	3	8	2	4
6	4	2	1	5	8	9	3	7
9	8	3	4	2	7	1	5	6

168

1	8	9	2	3	4	5	6	7
2	3	6	7	5	9	8	1	4
5	4	7	1	8	6	3	9	2
8	5	4	6	9	2	7	3	1
3	6	1	4	7	8	9	2	5
7	9	2	3	1	5	4	8	6
9	2	5	8	4	1	6	7	3
4	1	3	9	6	7	2	5	8
6	7	8	5	2	3	1	4	9

169

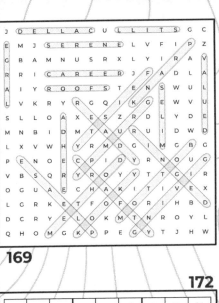

170

3	8	7	5	9	6	4	2	1
4	1	5	2	7	8	3	6	9
6	2	9	1	3	4	5	7	8
1	4	8	7	2	9	6	5	3
5	9	2	8	6	3	7	1	4
7	3	6	4	1	5	8	9	2
2	6	1	3	4	7	9	8	5
9	5	3	6	8	2	1	4	7
8	7	4	9	5	1	2	3	6

171

8	6	3	9	7	2	1	5	4
9	7	4	6	5	1	8	2	3
5	1	2	8	3	4	6	7	9
1	8	9	3	2	5	4	6	7
6	3	7	4	1	8	5	9	2
2	4	5	7	9	6	3	1	8
3	5	6	2	8	9	7	4	1
7	9	1	5	4	3	2	8	6
4	2	8	1	6	7	9	3	5

172

1	5	9	3	2	6	4	7	8
8	4	3	5	1	7	9	2	6
2	6	7	4	8	9	1	3	5
4	9	5	1	3	8	7	6	2
6	3	1	7	9	2	5	8	4
7	2	8	6	4	5	3	9	1
5	1	2	9	6	3	8	4	7
9	7	6	8	5	4	2	1	3
3	8	4	2	7	1	6	5	9

173

THICK — C I T K H
UNDER — R U E D N

PLUMP — M P L U P
UNAWARE — U A A N R W E

WEIGHT — H W I E G T
BUZZING — G N Z I Z B U

STANDS — N S D S T A
CONVEY — Y E C O N V

HIDEOUS — H O D E I U S
SWAGGER — W E G G S R A

174

I	T	O	E	D	T	D	R	S
E	R	S	T	D	T	O	D	I
T	O	D	I	T	S	R	D	E
T	E	R	D	S	I	T	O	D
O	D	T	S	R	D	I	E	T
D	T	E	D	I	R	T	S	O
S	D	I	R	T	O	E	T	D
R	S	D	T	O	E	D	I	T
D	I	T	O	E	D	S	T	R

DISTORTED

175

5	2	8	6	7	1	3	9	4
6	1	3	4	9	8	2	5	7
4	9	7	5	3	2	1	8	6
7	5	4	1	8	9	6	3	2
2	8	1	3	4	5	6	7	9
3	6	9	2	8	7	4	1	5
1	3	2	7	5	4	9	6	8
8	7	6	1	2	3	5	4	3
9	4	5	8	6	3	7	2	1

176

K	Q	E	L	L	D	S	N	R	C
M	K	W	W	K	E	Y	A	Z	V
Y	Q	D	I	C	N	P	P	A	I
T	S	S	O	N	E	O	L	N	V
D	U	I	K	F	S	O	K	N	E
P	X	B	E	U	Q	U	E	M	H
H	B	T	C	N	C	R	O	A	T
B	B	F	G	A	H	P	P	W	E
G	O	J	F	X	V	K	E	R	A
U	S	A	S	A	R	M	Q	W	K

177

5♣ 8♣ 8♠
9♥ 5♠ 7♦
7♥ 8♠ 6♦

178

2	7	8	5	9	6	4	1	3
4	1	3	2	7	8	6	9	5
5	6	9	1	3	4	7	2	8
7	3	1	4	6	2	8	5	9
6	8	4	9	5	1	2	3	7
9	2	5	3	8	7	1	4	6
8	5	2	6	4	3	9	7	1
1	9	7	8	2	5	3	6	4
3	4	6	7	1	9	5	8	2

179

8	3	6	9	4	5	7	1	2
7	9	2	3	6	1	5	8	4
4	1	5	2	7	8	6	3	9
1	5	4	8	9	6	3	2	7
6	2	7	1	3	4	8	9	5
3	8	9	7	5	2	1	4	6
5	6	3	7	2	4	9	1	8
9	7	8	4	1	3	2	5	6
2	4	1	6	5	9	8	7	3

180

Y	L	X	K	C	P	F	X	O	L	K	X	G	S	G
T	H	U	N	U	Y	T	U	E	K	Q	D	A	E	U
O	T	H	R	E	E	R	H	N	S	I	T	I	G	R
C	I	T	R	U	S	F	Y	D	D	T	F	D	A	U
U	P	X	F	T	M	A	P	I	Y	H	N	B	M	C
O	F	E	J	H	H	N	Z	N	F	X	P	I	I	L
A	G	E	G	N	J	C	Q	G	U	J	E	J	J	E
K	K	L	T	H	T	Y	B	C	U	F	Q	E	L	B
S	E	A	S	O	N	I	T	A	I	K	L	N	I	L
P	G	T	K	C	E	S	O	N	X	T	U	Y	Z	J
Z	M	S	Y	U	D	F	K	A	M	T	A	W	Q	W
T	E	X	G	O	D	E	N	Y	Z	R	S	T	L	A
W	F	A	M	L	U	G	E	F	D	Z	K	E	W	E
X	M	L	I	A	C	B	G	N	S	R	F	X	I	F

181

3	7	8	5	9	6	4	1	2
4	2	1	3	7	8	6	9	5
5	6	9	1	2	4	7	3	8
1	5	2	7	4	9	8	6	3
8	9	6	2	5	3	1	4	7
7	3	4	6	8	1	5	2	9
2	4	3	8	1	5	9	7	6
9	8	5	4	6	7	3	2	1
6	1	7	9	3	2	5	8	4

182

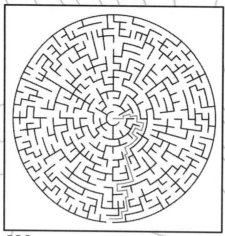

183

(word search grid)

184

E	T	N	I	E	N	G	R
N	R	E	G	E	I	N	T
N	I	N	E	T	R	E	G
T	E	G	R	N	E	N	I
G	E	R	E	N	T	I	N
I	N	T	N	R	G	E	E
E	G	E	T	I	N	R	N
R	N	I	N	G	E	T	E

ENTERING

185

5	7	3	2	8	4	6	9	1
4	1	6	7	3	9	2	8	5
8	2	9	6	1	5	3	4	7
6	9	4	5	2	1	7	3	8
2	3	1	4	7	8	9	5	6
7	5	8	3	9	6	1	2	4
1	6	2	8	5	3	4	7	9
9	8	7	1	4	2	5	6	3
3	4	5	9	6	7	8	1	2

186

(Kakuro puzzle grid)

187

5	1	7	8	2	6	3	9	4
2	6	8	4	3	9	1	5	7
3	9	4	5	1	7	6	8	2
9	8	2	6	5	3	4	7	1
4	3	5	1	7	8	2	6	9
1	7	6	9	2	4	5	3	8
6	2	1	7	8	5	9	4	3
8	4	9	3	6	1	7	2	5
7	5	3	9	4	2	8	1	6

188

CHANCE — C A H C E N

FEMALE — E L F A E M

PRODIGY — R D Y P G O I

WATCHED — H E W C A D T

HURRY — U R H Y R

CARRY — R R A Y C

ANIMALS — S I A L N M A

MANAGED — D A G A E M N

SHOULD — L O U S H D

SAILING — G I I A S L N

189

3	1	5	4	7	2	9	6	8
8	4	9	3	6	1	7	2	5
2	6	7	8	5	9	1	3	4
1	7	6	5	8	4	3	9	2
5	2	8	9	1	3	4	7	6
9	3	4	6	2	7	5	8	1
6	5	1	7	3	8	2	4	9
7	9	2	1	4	6	8	5	3
4	8	3	2	9	5	6	1	7

190

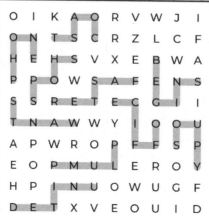

5♥	9♠	7♠
9♠	4♥	8♠
7♣	8♦	6♣

191

(word search snake grid)

192

3	6	5	4	8	9	1	2	7
4	2	7	5	1	3	9	6	8
1	8	9	6	7	2	3	4	5
8	7	1	9	4	6	2	5	3
9	3	4	7	2	5	6	8	1
2	5	6	1	3	4	7	9	4
5	1	3	2	9	4	8	7	6
7	4	2	8	6	1	5	3	9
6	9	8	3	5	7	4	1	2

193

3	9	6	4	1	5	2	7	8
1	5	4	7	2	8	6	9	3
2	7	8	9	3	6	1	4	5
4	1	5	2	9	7	3	8	6
8	6	3	5	4	1	9	2	7
9	2	7	6	8	3	4	5	1
7	3	2	1	5	9	8	6	4
6	4	1	8	7	2	5	3	9
5	8	9	3	6	4	7	1	2

194

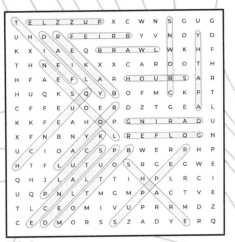

195

196

1	5	2	7	9	3	6	4	8
7	6	3	1	4	8	5	9	2
8	4	9	6	5	2	1	3	7
5	7	8	9	3	6	4	2	1
9	2	4	8	1	7	3	6	5
3	1	6	5	2	4	8	7	9
2	8	1	3	6	9	7	5	4
6	9	7	4	8	5	2	1	3
4	3	5	2	7	1	9	8	6

197

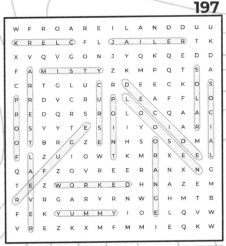

198

6	1	9	2	5	7	8	3	4
4	7	8	6	3	9	2	1	5
2	3	5	1	4	8	7	9	6
1	8	4	9	2	5	6	7	3
3	5	6	7	8	1	4	2	9
7	9	2	4	6	3	1	5	8
5	4	3	8	1	2	9	6	7
9	6	1	5	7	4	3	2	8
8	2	7	3	9	6	5	4	1

199

UNITED — D T U N E I
CALLING — L N L G C I A
PRINTED — P D E N R I T
SLEEVE — E S E E L V
FITTING — I I T G N F T
SILENT — N L I S E T
CAPITAL — T I P C A L A
CLEAN — A E C N L
HUNTER — H R T E U N
SORROW — O S R R W O

200

H	G	A	R	E	T	E	D
T	E	D	E	R	H	A	G
E	D	G	E	H	A	R	T
A	H	R	T	G	D	E	E
G	E	T	D	E	R	H	A
E	R	H	A	D	G	T	E
R	A	E	G	T	E	D	H
D	T	E	H	A	E	G	R

GATHERED

201

6	1	8	5	3	7	2	4	9
4	7	9	2	6	1	3	8	5
3	2	5	8	4	9	1	6	7
5	9	1	7	2	6	8	3	4
7	6	3	1	8	4	9	5	2
2	8	4	3	9	5	7	1	6
9	3	6	4	1	2	5	7	8
1	5	2	6	7	8	4	9	3
8	4	7	9	5	3	6	2	1

202

2	7	8	1	5	3	6	4	9
4	1	9	6	7	8	2	3	5
6	3	5	4	9	2	7	1	8
8	6	3	2	1	5	4	9	7
9	2	4	8	3	7	5	6	1
7	5	1	9	4	6	8	2	3
5	8	2	3	6	1	9	7	4
1	9	6	7	8	4	3	5	2
3	4	7	5	2	9	1	8	6

203

204

T	V	E	J	C	R	F	Y	H	Z
D	U	E	U	D	E	D	N	B	J
R	I	D	O	G	R	O	A	H	N
K	R	P	E	I	D	P	I	A	M
C	H	A	H	S	A	S	J	T	S
T	Z	M	P	T	E	Z	P	L	C
W	R	D	X	E	R	R	A	N	O
S	I	T	T	I	T	A	M	P	E
T	B	O	L	E	O	W	I	D	R
M	S	X	H	C	T	I	A	R	Y

205

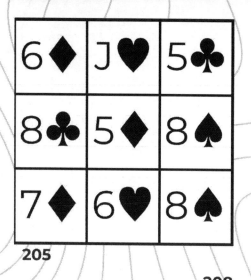

6♦	J♥	5♣
8♣	5♦	8♠
7♦	6♥	8♠

206

5	1	9	2	7	6	8	3	4
4	7	8	3	5	9	2	1	6
2	3	6	1	4	8	7	9	5
6	2	4	8	9	1	3	5	7
7	9	3	5	6	2	1	4	8
1	8	5	7	3	4	9	6	2
9	5	1	4	8	7	6	2	3
8	4	2	6	1	3	5	7	9
3	6	7	9	2	5	4	8	1

207

208

```
M T B N J J R M I E S A E R G
T I L C T S E M A P U N K K V
D H N Y C Z P F M G H U M A N
M R G E K L M P L X I X Y I O
P R N U R K A S N Y G R U W I
L T A K A Y T I Y N W Y L J X
U F N W L C Y C I L O J W S X
M Z L E S C A R N V R N W G A
P B V J Q G A R S H L N U A
I I G P E C C H R Q T I T R D
L A A L H H F W N F H H A E O
X E Z L S D U O L C O E Z W R
D O W R U J B W A R D F K A E
A G U N R I P E N B U S Q R U
N W K B K G U D D E R J Z D
```

209

7	2	8	9	1	3	6	4	5
3	1	5	4	6	7	9	2	8
4	6	9	8	2	5	7	3	1
6	8	4	2	5	9	3	1	7
2	7	1	6	3	4	8	5	9
5	9	3	7	8	1	4	6	2
9	3	2	5	7	6	1	8	4
8	4	6	1	9	2	5	7	3
1	5	7	3	4	8	2	9	6

210

8	2	9	3	6	1	4	5	7
3	4	7	2	5	8	6	9	1
5	1	6	4	7	9	3	2	8
7	3	8	9	2	6	1	4	5
1	9	4	7	8	5	2	6	3
6	5	2	1	4	3	8	7	9
9	7	3	6	1	2	5	8	4
4	6	5	8	3	7	9	1	2
2	8	1	5	9	4	7	3	6

211

```
Y U S H U N F Y Q C E U E R W
A O D L G I F T S E A D N I W
G E P Q E A I O T A T L W T V
H Z J N U E C E N T U Z L P E
I O H T H N P T E E I P Z E I
L N O W M S C Y O N H W A S D
B S N D P M W L G R D E T F K
T V P Z I P I Z E E H O L S L
R T N P H E P A U Q L I A G R
E O F O R M A L X P X S E L
I W R B R A Y H A O U L T A
O E L O J V N L E N R I O P E
I R A W R O C K S I E M B R F
R S F X B D L P S F V B M H G
G V O E U U S H R D E N Y W J
```

212

H	P	P	N	D	E	E	A
A	D	E	E	P	H	P	N
N	P	D	A	H	P	E	E
E	H	P	E	P	A	N	D
D	A	E	H	N	E	P	P
P	E	N	P	A	D	H	E
E	N	A	P	E	P	D	H
P	E	H	D	E	N	A	P

HAPPENED

213

7	3	9	1	2	4	5	8	6
2	4	5	8	9	6	1	7	3
1	6	8	5	3	7	4	9	2
5	1	3	7	6	9	8	2	4
6	7	2	4	8	5	9	3	1
8	9	4	2	1	3	7	6	5
3	8	1	9	5	2	6	4	7
9	2	7	6	4	1	3	5	8
4	5	6	3	7	8	2	1	9

214

FRUGAL	POISED
G L U R A F	O D S E P I
BRUISED	BRIDGE
U S I B D E R	D B E I R G
RESULTS	REMOTE
R U S T E S L	M T E R E O
WITCH	ACROSS
T H C I W	R S S O C A
HANDS	SECOND
A N D H S	E N S C O D

215

1	4	2	7	9	3	6	5	8
7	6	3	5	1	8	4	9	2
8	5	9	4	6	2	1	3	7
6	8	4	9	5	7	2	1	3
2	1	7	6	3	4	9	8	5
3	9	5	2	8	1	7	4	6
9	3	1	8	7	6	5	2	4
5	2	6	3	4	9	8	7	1
4	7	8	1	2	5	3	6	9

216

4	1	7	5	6	8	3	9	2
5	6	3	2	7	9	4	1	8
8	9	2	1	4	3	7	5	6
3	8	1	6	9	7	2	4	5
9	2	6	4	8	5	1	3	7
7	5	4	3	2	1	8	6	9
6	3	8	7	5	4	9	2	1
2	4	9	8	1	6	5	7	3
1	7	5	9	3	2	6	8	4

217

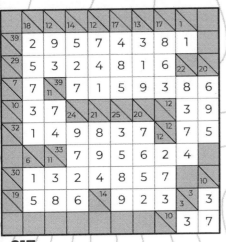

218

5♣	8♣	8♦
J♠	7♣	4♥
6♠	6♠	9♠

219

```
S B U P A H C A E N
U H E P F D L L E D
N W N X C D E O V V
T E D Z N Z H L C J
P R C Y G G Q A C H
R P H W W G J Y P O
O P Y S D R T T Y C
O R D A M W I E X Q
T V I U C T Z S S X
P T Z N E O W E R U
```

220

6	1	9	4	2	7	8	3	5
5	7	8	9	3	6	2	1	4
2	3	4	5	1	8	7	9	6
3	4	5	1	7	9	6	8	2
7	8	2	6	5	3	9	4	1
1	9	6	2	8	4	3	5	7
8	5	1	3	6	2	4	7	9
4	6	3	7	9	1	5	2	8
9	2	7	8	4	5	1	6	3

221

7	3	8	5	1	2	4	6	9
1	4	2	6	9	8	3	5	7
6	5	9	4	3	7	2	1	8
9	7	1	3	4	6	8	2	5
3	6	4	8	2	5	7	9	1
8	2	5	1	7	9	6	3	4
4	1	7	9	6	3	5	8	2
5	9	3	2	8	4	1	7	6
2	8	6	7	5	1	9	4	3

222

```
B D E K L A W R O N L F O S Z
L I F G G V S G P C B Y K D E
G I W B Z S I W Z H P T A L E
N Q L E T D D V H N W O B Y R I D
T R B Y C D T P S N W B F U
A L K O B E P C U E S O Y X J
E Y J C Z B X T R N L N N W
K N T Y B F L Z E Z I L Z Y S
S P C S D C B S C A O I E G
N M Y E A E D I U G R H T W B
P M R R Z H N A X S T O L D B
Q M A R K U O U E F N E C H I
I G A O F V H E B U C Q X W B
U K C O D D T B A W A L K S U
```

223

6	7	8	2	3	1	4	5	9
5	3	9	4	6	7	2	1	8
2	1	4	9	5	8	3	6	7
8	4	2	5	9	6	1	7	3
3	6	7	1	4	2	9	8	5
1	9	5	7	8	3	6	2	4
4	5	1	8	2	9	7	3	6
7	8	3	6	1	4	5	9	2
9	2	6	3	7	5	8	4	1

224

7	3	8	6	5	9	1	2	4
1	5	9	2	4	8	3	6	7
2	4	6	1	3	7	8	5	9
8	6	1	9	2	3	7	4	5
3	7	4	5	1	6	2	9	8
9	2	5	7	8	4	6	1	3
4	1	3	8	6	5	9	7	2
6	8	7	4	9	2	5	3	1
5	9	2	3	7	1	4	8	6

225

```
Y A T P V T U B C Q J Y Y V D
V X X E T A X S W E M O J T J
C C J P K Y S G D E K P R L A
R O F E S N Q M T X H O S T C
U Q F E W N W B A R B E R Y K
M T I P D Y C J M M T E Y X
S I N Y G S T O D I E D S P
P I C N I C C L P Z E R E A P
L C V B Y O W D E C I M R H E
C Z V Q R E G E E F X E G Q P
F R U R U H I N R D W D U E N
H D S G M S A Y C N A D S F X
U L R G S T V X N L F G M D W
```

226

5	2	7	3	9	4	6	1	8
4	1	6	7	2	8	3	5	9
8	9	3	5	1	6	2	4	7
2	6	9	1	7	5	4	8	3
7	4	1	6	8	3	5	9	2
3	5	8	9	4	2	7	6	1
9	3	8	4	6	7	1	2	5
1	5	4	2	3	9	8	7	6
6	7	2	8	5	1	9	3	4

227

7	3	4	5	9	6	8	1	2
1	6	2	7	8	4	9	3	5
9	5	8	1	2	3	7	4	6
8	2	9	3	6	1	4	5	7
3	4	7	2	5	8	6	9	1
5	1	6	4	7	9	3	2	8
2	9	1	6	4	7	5	8	3
4	7	5	8	3	2	1	6	9
6	8	3	9	1	5	2	7	4

228

1	3	5	2	7	9	8	4	6
7	2	6	5	4	8	3	9	1
8	4	9	3	1	6	2	5	7
6	7	8	9	5	2	1	3	4
5	9	4	1	6	3	7	2	8
3	1	2	7	8	4	5	6	9
4	6	3	8	2	1	9	7	5
2	5	1	6	9	7	4	8	3
9	8	7	4	3	5	6	1	2

229

STRANGE	VIEWS
A E R T S G N	I W S V E
CURLING	CLERK
U I C R L G N	R E K L C
MESSAGE	MINOR
S S G M E E A	M R O N I
BITING	CONSULT
G I I N B T	O S C L N U T
DRIVEN	REVOLT
R E V I D N	V R E L T O

230

A	U	E	R	T	D	S	E	R
R	E	S	D	R	U	A	E	T
S	D	U	A	E	E	T	R	R
R	E	T	E	R	S	U	A	D
D	A	R	U	S	T	E	R	E
E	S	R	T	E	R	D	U	A
E	T	D	R	U	A	R	S	E
T	R	E	S	A	R	E	D	U
U	R	A	E	D	E	R	T	S

TREASURED

231

2	7	8	1	3	4	5	6	9
5	6	3	7	8	9	1	2	4
4	1	9	5	2	6	3	7	8
1	4	7	8	6	3	2	9	5
8	3	5	9	1	2	7	4	6
6	9	2	4	7	5	8	1	3
9	2	1	3	4	8	6	5	7
3	5	6	2	9	7	4	8	1
7	8	4	6	5	1	9	3	2

232

F	P	R	Z	Y	Z	A	T	Z	A
D	R	O	L	N	E	A	D	W	L
G	E	N	K	T	C	E	M	A	X
X	E	S	R	E	A	K	U	B	M
O	B	W	I	L	L	I	S	E	Z
C	M	P	D	O	S	U	U	A	D
U	H	T	F	Z	U	N	A	N	N
U	T	M	F	G	B	A	F	T	R
R	S	O	I	T	N	C	W	F	E
O	T	S	R	S	A	M	O	X	B

233

5♦	7♣	9♥
8♥	4♥	9♥
8♣	J♥	3♠

234

8	5	3	2	1	7	6	9	4
7	6	9	3	4	5	2	8	1
2	1	4	8	9	6	3	5	7
5	3	1	4	7	2	9	6	8
6	7	8	9	5	3	4	1	2
4	9	2	6	8	1	7	3	5
9	2	7	1	3	8	5	4	6
1	4	6	5	2	9	8	7	3
3	8	5	7	6	4	1	2	9

235

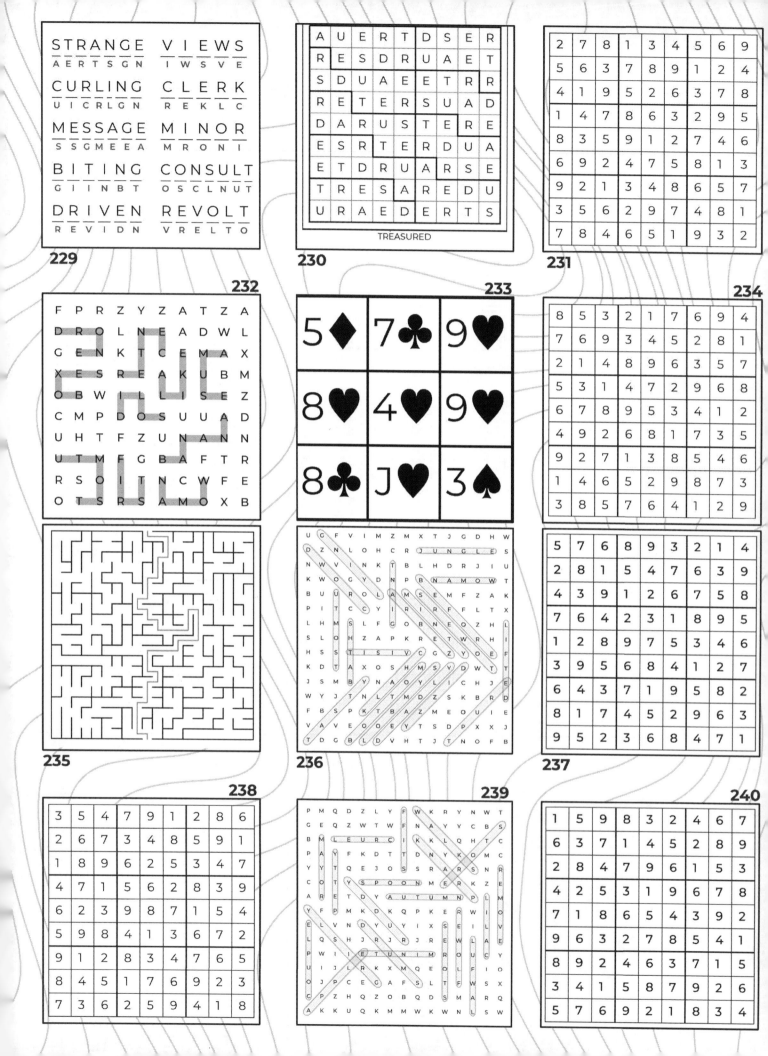

236

U	G	F	V	I	M	Z	M	X	T	J	G	D	H	W
D	Z	N	I	H	C	R	C	R	J	U	N	G	L	E	S
N	W	V	I	N	K	T	B	L	H	D	R	J	I	U
K	W	O	G	Y	H	T	B	N	A	M	O	W	C	I
B	U	R	O	L	A	M	S	E	M	F	Z	A	K
P	I	T	C	C	Y	R	I	R	F	F	L	T	X
L	H	M	S	L	F	G	O	B	N	E	O	Z	H	I
S	L	O	H	Z	A	P	K	R	E	T	W	R	H
H	S	S	T	I	S	I	V	C	G	Z	Y	O	E
K	D	T	A	X	O	S	H	M	S	Y	D	W	T
J	J	S	M	B	V	N	A	O	Y	L	I	C	H	J
W	Y	J	T	N	L	T	M	D	Z	S	K	B	R	D
F	B	S	J	P	K	T	B	A	Z	M	E	Q	U	I	E
V	A	V	E	O	O	E	Y	T	S	D	P	X	X	J
T	D	G	B	L	D	V	H	T	J	T	N	O	F	B

237

5	7	6	8	9	3	2	1	4
2	8	1	5	4	7	6	3	9
4	3	9	1	2	6	7	5	8
7	6	4	2	3	1	8	9	5
1	2	8	9	7	5	3	4	6
3	9	5	6	8	4	1	2	7
6	4	3	7	1	9	5	8	2
8	1	7	4	5	2	9	6	3
9	5	2	3	6	8	4	7	1

238

3	5	4	7	9	1	2	8	6
2	6	7	3	4	8	5	9	1
1	8	9	6	2	5	3	4	7
4	7	1	5	6	2	8	3	9
6	2	3	9	8	7	1	5	4
5	9	8	4	1	3	7	6	2
9	1	2	8	3	4	7	6	5
8	4	5	1	7	6	9	2	3
7	3	6	2	5	9	4	1	8

239

P	M	Q	D	Z	L	Y	F	W	K	R	Y	N	W	T
G	E	Q	Z	W	T	W	F	N	A	Y	Y	C	B	S
B	M	L	E	U	R	C	I	K	K	L	Q	H	T	C
P	A	Y	F	K	D	T	T	D	N	Y	K	O	M	C
Y	T	Q	E	J	O	S	S	R	A	R	S	N	C
C	O	T	Y	S	P	O	O	N	M	E	R	K	Z
A	R	E	T	D	Y	A	U	T	U	M	N	P	L
Y	F	P	M	K	D	K	Q	P	K	E	R	W	I
L	Q	S	H	J	R	J	R	J	R	E	W	L	M
P	W	I	E	T	U	N	I	M	R	O	U	C	Y
U	I	J	E	Q	A	P	S	L	T	F	W	S	X
O	J	Z	H	Q	Z	O	B	Q	D	S	M	A	R	Q
A	K	K	U	Q	K	W	M	D	S	D	Y	B	S	W

240

1	5	9	8	3	2	4	6	7
6	3	7	1	4	5	2	8	9
2	8	4	7	9	6	1	5	3
4	2	5	3	1	9	6	7	8
7	1	8	6	5	4	3	9	2
9	6	3	2	7	8	5	4	1
8	9	2	4	6	3	7	1	5
3	4	1	5	8	7	9	2	6
5	7	6	9	2	1	8	3	4

241

Kakuro puzzle grid

242

5	8	3	2	9	4	1	6	7
6	2	9	5	1	7	4	3	8
4	1	7	6	8	3	5	2	9
7	4	5	8	3	6	2	9	1
2	6	1	7	4	9	3	8	5
3	9	8	1	2	5	7	4	6
8	5	2	4	6	1	9	7	3
9	7	4	3	5	8	6	1	2
1	3	6	9	7	2	8	5	4

243

ENHANCE   SAUCE
ANNHECE   ECAUS

NOTES   SEASON
OSNET   SESOAN

COSTUME   SUPER
TOEMSUC   ESURP

THROW   HUMOUR
HTROW   ROUHUM

DANCER   BETTER
AERNDC   ETBERT

244

5	9	4	1	3	7	6	8	2
2	6	7	8	5	9	3	4	1
3	1	8	2	6	4	7	9	5
4	3	1	5	7	2	8	6	9
9	2	6	3	8	1	4	5	7
7	8	5	9	4	6	1	2	3
1	4	2	6	9	3	5	7	8
6	5	3	7	2	8	9	1	4
8	7	9	4	1	5	2	3	6

245

7	3	9	1	4	2	5	8	6
1	5	2	6	9	8	3	7	4
6	4	8	3	5	7	2	9	1
8	9	4	2	6	3	7	1	5
2	1	6	4	7	5	9	3	8
5	7	3	9	8	1	4	6	2
3	6	5	7	1	4	8	2	9
4	2	1	8	3	9	6	5	7
9	8	7	5	2	6	1	4	3

246

6♥	6♠	9♦
6♥	7♦	8♥
9♥	8♠	4♠

247

X	B	K	Z	H	O	L	L	A	R
D	A	U	L	D	C	M	Y	X	U
R	R	O	H	S	S	I	M	S	Q
E	B	E	N	Z	L	L	O	A	U
O	T	T	V	A	E	K	E	R	Z
G	F	D	I	L	A	Y	N	M	U
O	U	C	Z	A	F	A	A	C	L
N	L	H	L	X	Y	W	H	A	O
K	R	O	R	L	B	F	Z	N	W
P	E	P	J	W	N	O	F	G	W

248

2	6	7	5	3	9	4	8	1
3	4	9	8	6	1	7	5	2
1	8	5	2	4	7	6	9	3
8	1	4	3	2	5	9	6	7
5	2	6	9	7	4	1	3	8
9	7	3	1	8	6	2	4	5
7	5	1	4	9	3	8	2	6
6	9	2	7	5	8	3	1	4
4	3	8	6	1	2	5	7	9

249

7	5	3	6	8	2	9	1	4
1	6	9	3	4	7	5	2	8
2	4	8	5	1	9	7	3	6
4	7	6	2	5	1	8	9	3
8	9	1	4	6	3	2	5	7
3	2	5	7	9	8	4	6	1
5	8	2	9	3	6	1	4	7
6	1	7	8	2	4	3	5	9
9	3	4	1	7	5	6	8	2

250

Word search grid

251

Circular maze

252

6	4	2	7	5	3	8	9	1
1	3	7	9	8	2	5	4	6
5	8	9	6	4	1	7	2	3
7	9	4	5	2	6	3	1	8
3	2	6	8	1	7	9	5	4
8	1	5	4	3	9	6	7	2
4	7	8	2	6	5	1	3	9
2	5	1	3	9	4	6	4	7
9	6	3	1	7	4	2	8	5

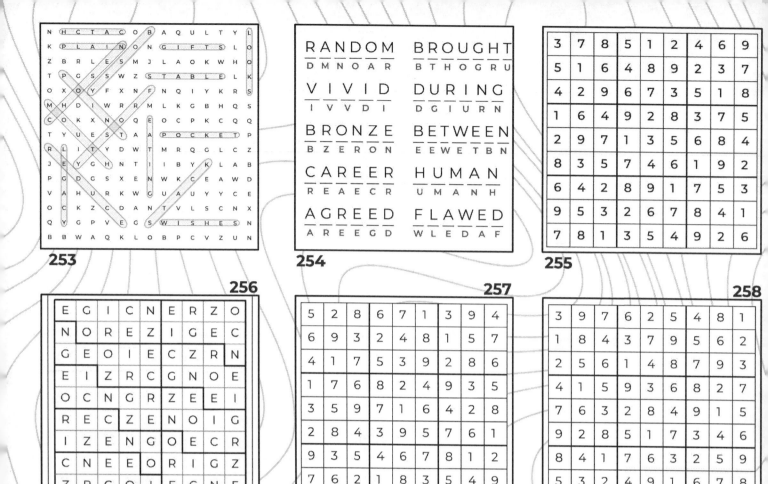
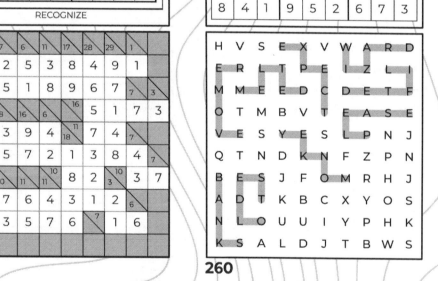

253

(Word search grid)

254

Word	Letters
RANDOM	DMNOAR
VIVID	IVVDI
BRONZE	BZERON
CAREER	REAECR
AGREED	AREEGD
BROUGHT	BTHOGRU
DURING	DGIURN
BETWEEN	EEWETBN
HUMAN	UMANH
FLAWED	WLEDAF

255

3	7	8	5	1	2	4	6	9
5	1	6	4	8	9	2	3	7
4	2	9	6	7	3	5	1	8
1	6	4	9	2	8	3	7	5
2	9	7	3	1	5	6	8	4
8	3	5	7	4	6	1	9	2
6	4	2	8	9	1	7	5	3
9	5	3	2	6	7	8	4	1
7	8	1	3	5	4	9	2	6

256

(Word search grid)

```
E G I C N E R Z O
N O R E Z I G E C
G E O I E C Z R N
E I Z R C G N O E
O C N G R Z E E I
R E C Z E N O I G
I Z E N G O E C R
C N E E O R I G Z
Z R G O I E C N E
```

RECOGNIZE

257

5	2	8	6	7	1	3	9	4
6	9	3	2	4	8	1	5	7
4	1	7	5	3	9	2	8	6
1	7	6	8	2	4	9	3	5
3	5	9	7	1	6	2	4	8
2	8	4	3	9	5	7	6	1
9	3	5	4	6	7	8	1	2
7	6	2	1	8	3	5	4	9
8	4	1	9	5	2	6	7	3

258

3	9	7	6	2	5	4	8	1
1	8	4	3	7	9	5	6	2
2	5	6	1	4	8	7	9	3
4	1	5	9	3	6	8	2	7
7	6	3	2	8	4	9	1	5
9	2	8	5	1	7	3	4	6
8	4	1	7	6	3	2	5	9
5	3	2	4	9	1	6	7	8
6	7	9	8	5	2	1	3	4

259

(Kakuro number grid)

260

(Word maze grid)

```
H V S E X V W A R D
E R L T P E I Z L I
M M E E D C D E T F
O T M B V T E A S E
V E S Y E S L P N J
Q T N D K N F Z P N
B E S J F O M R H J
A D T K B C X Y O S
N L O U U Y P H K K
K S A L D J T B W S
```

261

(Playing cards)

5♥ 8♦ 8♥
9♦ 4♠ 8♦
7♠ 9♠ 5♠

262

3	8	9	1	2	4	7	5	6
5	2	6	7	8	9	1	3	4
4	1	7	5	3	6	2	9	8
1	6	5	8	4	3	9	2	7
7	3	2	6	9	1	4	8	5
8	9	4	2	5	7	3	6	1
6	4	3	9	1	5	8	7	2
2	7	1	3	6	8	5	4	9
9	5	8	4	7	2	6	1	3

263

7	2	6	1	9	3	4	8	5
3	5	8	2	6	4	7	1	9
4	1	9	7	5	8	3	6	2
2	9	1	3	4	6	5	3	7
8	7	3	5	2	1	7	9	6
6	4	5	8	3	1	7	2	3
5	3	4	9	7	2	8	1	3
1	8	2	9	3	5	6	7	4

264

(Word search grid)

265

5	7	3	2	8	4	6	9	1
4	1	6	7	3	9	2	8	5
8	2	9	6	1	5	3	4	7
9	3	2	8	5	7	4	1	6
7	8	5	4	6	1	9	3	2
6	4	1	9	2	3	7	5	8
3	6	7	1	4	8	5	2	9
1	9	4	5	7	2	8	6	3
2	5	8	3	9	6	1	7	4

266

3	5	4	7	9	1	2	8	6
1	6	7	2	4	8	5	9	3
8	2	9	6	3	5	1	4	7
6	7	3	9	1	2	8	5	4
2	8	5	4	6	7	9	3	1
4	9	1	5	8	3	7	6	2
7	4	2	3	5	9	6	1	8
5	1	6	8	2	4	3	7	9
9	3	8	1	7	6	4	2	5

267

Word search grid (words include: CIDICA, SILKY, SANDAL, RAW, KAOLC, PEANUT, STORES, FLATS)

268

E	B	T	J	O	E	C	I	V
T	C	E	V	I	B	O	J	E
O	I	V	E	B	C	J	E	T
E	O	C	E	J	T	I	V	B
B	V	J	I	C	E	T	O	E
C	E	I	T	E	O	V	B	J
J	T	O	B	E	V	E	C	I
I	E	B	C	V	J	E	T	O
V	J	E	O	T	I	B	E	C

OBJECTIVE

269

8	2	9	1	3	4	5	6	7
3	1	6	7	5	9	8	2	4
4	5	7	2	8	6	3	9	1
5	6	4	8	2	7	1	3	9
1	9	8	5	4	3	2	7	6
7	3	2	6	9	1	4	8	5
9	4	1	3	6	8	7	5	2
2	7	3	9	1	5	6	4	8
6	8	5	4	7	2	9	1	3

270

6	1	8	4	7	2	9	3	5
2	4	7	9	5	3	6	1	8
3	9	5	6	8	1	7	4	2
9	8	3	5	6	4	1	2	7
4	5	4	2	9	7	8	6	3
7	6	2	1	3	8	4	5	9
5	7	1	8	2	6	3	9	4
8	2	6	3	4	9	5	7	1
4	3	9	7	1	5	2	8	6

271

RUNNY — R N U Y N
GROUP — R U P O G
LIBERTY — E I B R Y T L
ANSWER — A S R W N E
SMILED — L I E M D S
OCTOBER — E B C O R T O
CHECK — H C C K E
GRAPH — G P A R H
RESTED — E S R T D E
DAILY — A D L Y I

272

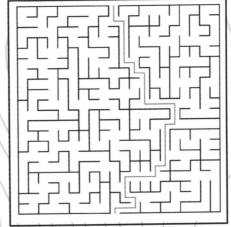

273

1	5	6	4	8	9	2	3	7
8	4	7	5	2	3	9	6	1
2	9	3	6	7	1	8	4	5
6	7	4	9	5	8	3	1	2
3	8	2	1	6	4	5	7	9
9	1	5	7	3	2	6	8	4
4	3	1	8	9	5	7	2	6
5	6	8	2	1	7	4	9	3
7	2	9	3	4	6	1	5	8

274

5♥	8♦	8♦
9♥	5♣	7♣
7♣	8♥	6♦

275

Word search grid

276

8	2	6	1	7	4	3	9	5
5	1	9	2	3	8	7	4	6
3	7	4	6	5	9	2	1	8
9	8	5	4	2	7	1	6	3
6	4	2	3	1	5	8	7	9
7	3	1	8	9	6	4	5	2
2	6	7	5	4	3	9	8	1
1	9	8	7	6	2	5	3	4
4	5	3	9	8	1	6	2	7

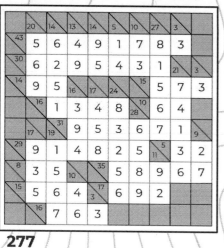

277

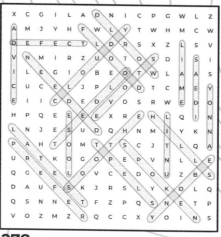

278

279

3	8	9	6	2	5	7	4	1
1	7	4	3	8	9	5	6	2
2	5	6	1	4	7	9	8	3
9	2	7	5	6	1	4	3	8
8	6	1	4	9	3	2	5	7
5	4	3	8	7	2	1	9	6
4	1	5	2	3	6	8	7	9
6	9	8	7	1	4	3	2	5
7	3	2	9	5	8	6	1	4

280

4	2	8	6	7	3	5	1	9
5	6	9	1	4	2	7	3	8
7	3	1	8	5	9	4	2	6
6	7	4	3	2	1	9	8	5
3	8	2	5	9	6	1	4	7
1	9	5	7	8	4	2	6	3
2	1	7	9	3	8	6	5	4
8	5	6	4	1	7	3	9	2
9	4	3	2	6	5	8	7	1

281

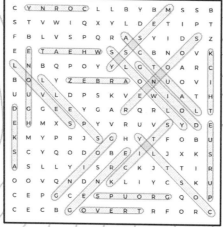

282

ANTIQUE — N E T A Q I U
ANYBODY — O Y D A Y N B
GLOWING — I N W L G O G
MARKED — A D K R M E
PLEASED — P E S A L D E
DROPPED — P E D P D O R
CIRCLE — L E C C I R
SCARF — C R A F S
LAWLESS — W L L E A S S
FATAL — A F L T A

283

4	1	5	3	7	9	2	8	6
7	9	3	6	8	2	1	4	5
2	6	8	1	4	5	3	7	9
1	5	6	7	2	3	8	9	4
3	8	4	9	5	1	6	2	7
9	7	2	4	6	8	5	1	3
6	3	1	2	9	4	7	5	8
5	4	7	8	1	6	9	3	2
8	2	9	5	3	7	4	6	1

284

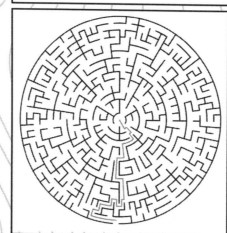

285

3	9	6	4	1	5	2	7	8
1	5	4	7	2	8	6	9	3
2	7	8	9	3	6	1	4	5
8	3	5	2	6	7	4	1	9
4	1	7	8	5	9	3	2	6
9	6	2	1	4	3	5	8	7
5	2	9	3	7	1	8	6	4
6	8	1	5	9	4	7	3	2
7	4	3	6	8	2	9	5	1

286

3	9	8	5	2	6	1	4	7
5	2	4	7	1	8	6	9	3
6	1	7	4	3	9	5	2	8
9	4	5	6	8	1	7	3	2
7	6	3	2	9	5	8	1	4
1	8	2	3	7	4	9	5	6
2	3	9	8	5	7	4	6	1
4	7	1	9	6	2	3	8	5
8	5	6	1	4	3	2	7	9

287

T	A	U	Q	S	E	R	R
S	E	R	R	A	Q	U	T
A	S	R	R	E	T	Q	U
Q	T	E	U	R	R	S	A
R	R	A	E	U	S	T	Q
U	Q	T	S	R	A	E	R
R	U	S	T	Q	R	A	E
E	R	Q	A	T	U	R	S

QUARTERS

288

R	Y	J	L	Y	T	Z	B	S	H
R	G	X	G	V	U	O	F	T	U
M	L	E	G	D	E	C	S	R	E
E	R	Q	N	I	C	S	U	S	S
D	W	T	F	T	O	E	P	K	S
L	E	O	R	K	D	R	Y	E	R
B	U	N	O	H	L	A	W	Y	F
T	M	T	P	E	L	S	P	I	V
C	P	Y	E	N	L	J	N	L	D
N	Z	M	D	J	T	L	D	I	U

289

4♦	J♣	7♦
8♠	7♦	6♦
9♦	4♥	8♦

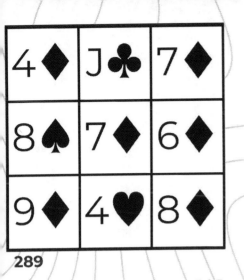

290

2	5	3	6	9	8	1	4	7
7	4	8	3	5	1	6	9	2
1	6	9	2	4	7	5	3	8
8	9	4	7	3	6	2	5	1
6	1	2	5	8	4	3	7	9
3	7	5	1	2	9	4	8	6
9	3	1	8	6	5	7	2	4
5	8	6	4	7	2	9	1	3
4	2	7	9	1	3	8	6	5

291

3	7	4	2	6	1	8	5	9
5	2	9	7	4	8	1	3	6
6	1	8	9	5	3	2	7	4
7	4	6	1	3	9	5	8	2
2	5	1	6	8	4	7	9	3
9	8	3	5	2	7	6	4	1
8	3	5	4	1	2	9	6	7
4	9	2	8	7	6	3	1	5
1	6	7	3	9	5	4	2	8

292

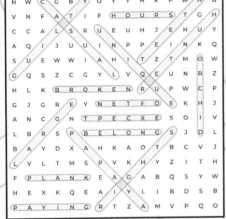

293

(Kakuro puzzle)

294

5	9	7	1	2	6	8	4	3
1	2	8	4	3	9	5	6	7
3	4	6	5	7	8	2	1	9
4	1	5	9	8	2	3	7	6
8	7	3	6	1	5	9	2	4
2	6	9	7	4	3	1	5	8
9	5	1	3	6	7	4	8	2
7	8	4	2	9	1	6	3	5
6	3	2	8	5	4	7	9	1

295

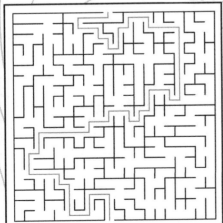

296

8	9	4	7	1	6	2	3	5
6	5	3	2	4	9	1	7	8
2	1	7	5	8	3	4	6	9
9	4	5	1	3	2	6	8	7
3	8	1	6	5	7	9	4	2
7	6	2	4	9	8	3	5	1
5	3	8	9	2	4	7	1	6
1	7	9	3	6	5	8	2	4
4	2	6	8	7	1	5	9	3

297

I	T	V	U	I	I	N	E	T
V	E	T	I	N	I	T	U	I
I	I	T	E	U	T	I	N	V
U	I	I	N	T	T	V	I	E
N	I	E	I	T	V	T	I	U
T	U	I	T	V	I	E	I	N
I	T	N	V	I	E	U	T	I
T	N	I	T	E	U	I	V	I
E	V	U	I	I	N	I	T	T

INTUITIVE

298

(Maze)

299

2	6	7	5	3	9	4	8	1
8	4	9	2	6	1	3	5	7
1	3	5	7	4	8	6	9	2
3	9	1	8	7	6	5	2	4
5	2	6	3	9	4	7	1	8
7	8	4	1	5	2	9	3	6
4	5	2	6	1	3	8	7	9
6	1	3	9	8	7	2	4	5
9	7	8	4	2	5	1	6	3

300

2	7	8	4	6	1	5	9	3
6	4	9	7	5	3	2	1	8
1	3	5	8	2	9	4	6	7
4	1	2	6	3	5	8	7	9
7	5	3	9	4	8	1	2	6
8	9	6	1	7	2	3	4	5
3	8	1	2	9	6	7	5	4
9	2	4	5	8	7	6	3	1
5	6	7	3	1	4	9	8	2

301

INCLUDE — I D E N U C L
BROKEN — O E K R N B
COUSIN — O N U I C S
CONNECT — N C N E O T C
TAKEN — N T A K E
LOCKS — S L O C K
KNOWING — G I W N O N K
PETRIFY — I F E Y R P T
GOOSE — S G O E O
COLLAR — L L O R A C

302

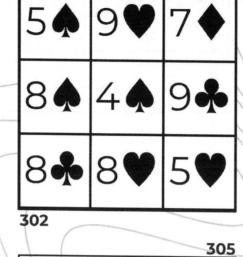

5♠	9♥	7♦
8♠	4♠	9♣
8♣	8♥	5♥

303

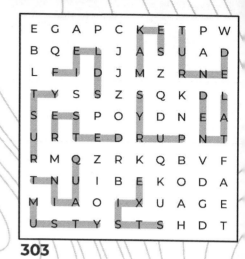

```
E G A P C K E T P W
B Q E L J A S U A D
L F I D J M Z R N E
T Y S S Z S Q K D L
S E S P O Y D N E A
U R T E D R U P N T
R M Q Z R K Q B V F
T N U I B E K O D A
M I A O I X U A G E
U S T Y S T S H D T
```

304

1	5	7	8	6	9	2	3	4
2	3	8	5	4	7	1	6	9
4	6	9	1	2	3	5	8	7
5	7	4	3	1	6	9	2	8
9	8	2	7	5	4	3	1	6
3	1	6	2	9	8	7	4	5
6	4	1	9	3	5	8	7	2
7	2	5	6	8	1	4	9	3
8	9	3	4	7	2	6	5	1

305

8	9	4	7	2	6	3	1	5
2	6	7	3	1	5	8	4	9
3	1	5	4	8	9	2	6	7
4	3	6	5	9	1	7	2	8
1	5	8	2	7	4	9	3	6
7	2	9	6	3	8	1	5	4
5	7	3	8	4	2	6	9	1
6	8	1	9	5	3	4	7	2
9	4	2	1	6	7	5	8	3

306

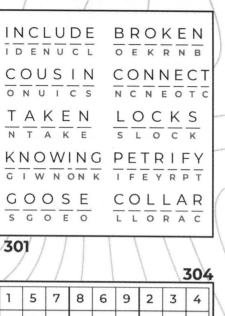

```
C X R U J O F R W B G U S U B
S D O S X C O E E N W A C D G
K E J A Y O E K E T A L O L E
L N P Y S P F S O E V R E N V
W E M T V E D U R O U O M Y E
B W Q F K N A M D T L H M X N
F O B G T C P S R K P O T M O
C P L K S V W R T Z R M G O U
A W I H C D O S T N A W N X S
T E S V E R E K Z O T X T I C
I S D F I A V X U R V R U S X
H B C G I D T X V H V R U X I
U W J T F I M A G E S O K N A
Q F D T J S J M D Y K U U S X
```

307

3	9	6	2	4	5	1	7	8
5	2	4	1	7	8	6	9	3
7	1	8	3	9	6	2	4	5
4	7	2	8	6	3	5	1	9
6	3	5	9	1	2	4	8	7
1	8	9	7	5	4	3	2	6
8	5	7	4	3	1	9	6	2
2	6	1	5	8	9	7	3	4
9	4	3	6	2	7	8	5	1

308

Kakuro puzzle:

Column clues (top): 13, 21, 32, 7, 16, 37, 27, 6

Row 1: (44) 4 9 7 5 3 2 8 6
Row 2: (32) 1 7 8 2 6 5 3 / 9 (1)
Row 3: (19) 8 5 6 / (27)(11) 7 6 4 9 1
Row 4: (17)(5)(23) 2 3 / 9 4 5 /
Row 5: (29) 5 7 9 8 / (18)(12) 9 7 2 / 6
Row 6: (13) 4 9 / (15)(4) 4 3 / (10) 4 6
Row 7: (34) 6 1 7 3 5 8 4 9
Row 8: (20) 2 6 1 3 / (11) 2 9

309

```
F R A C S R K I Z S Z K Y M T
G Q Z W O R K E D O K C P T A
F S R E S C U E M T U E J S
L M N T X W S G I B I L V D E
M A Y E N I A C E R P I D H
C W O A C I D C R I U A I J
P I Q O R F D O T O P H O N E
I Z B J L L K S N U S M Y R X
J N Y V F O N T A P N T W J P
C D T E J O L L Y A R N C P Z
T L R E A R C T H O L H E F I
C R O O N R T H F G O I D N
B V O U O T S Y R L K R O N
B K T L D P L V U T G Q G P M
S W X H Y Y Y S L W D P S K A
```

310

3	5	8	6	4	9	7	2	1
2	7	9	1	5	8	3	6	4
4	1	6	2	3	7	8	5	9
8	6	3	9	1	2	4	7	5
5	2	1	7	4	6	9	8	
9	4	7	5	8	6	1	3	2
1	9	2	4	6	3	5	8	7
7	3	4	8	2	5	6	9	1
6	8	5	7	9	1	2	4	3

311

BIRDS — D R I S B
APATHY — Y T A H A P
BRANCH — A C N B H R
HURTFUL — R H F U U L T
HOURS — R O S H U
FOREST — T S R F O E
HOPEFUL — O E F L U P H
FORMED — M F R D O E
DENSE — E E S N D
STEER — R E E S T

312

```
A U C U S I T O
T O I S U U A C
I A U U O T C S
C S O T I U U A
O T A I U C S U
U U S C T A O I
U C T O A S I U
S I U A C O U T
```

CAUTIOUS

313

7	2	5	3	6	4	9	1	8
3	6	4	8	1	9	7	2	5
1	8	9	5	2	7	3	4	6
5	9	1	2	8	6	4	3	7
6	7	8	1	4	3	2	5	9
2	4	3	7	9	5	8	6	1
8	5	7	4	3	1	6	9	2
9	3	2	6	5	8	1	7	4
4	1	6	9	7	2	5	8	3

314

8	6	9	7	5	3	4	1	2
1	7	2	8	9	4	5	3	6
3	4	5	6	2	1	7	9	8
5	3	4	1	7	8	2	6	9
2	1	6	9	4	5	3	8	7
9	8	7	2	3	6	1	4	5
7	2	1	3	8	9	6	5	4
4	9	3	5	6	7	8	2	1
6	5	8	4	1	2	9	7	3

315

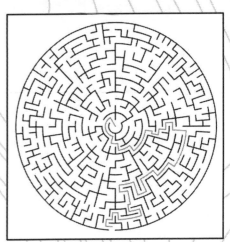

316

G	V	U	O	T	F	M	E	C	B
W	H	T	U	S	O	R	D	A	Q
B	E	A	C	O	F	V	T	U	S
L	V	C	R	E	D	A	R	O	E
G	B	A	R	C	K	A	R	Q	C
V	H	Y	G	H	P	B	B	I	T
F	Z	W	O	A	E	N	S	T	O
R	X	O	A	R	G	B	F	I	Y
T	R	E	A	N	I	N	J	A	Z
F	J	Z	T	J	D	O	R	K	B

317

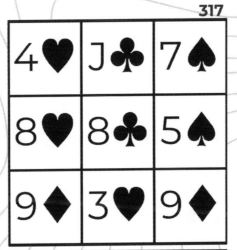

318

7	2	8	1	9	3	4	6	5
3	5	9	2	6	4	1	8	7
4	1	6	7	5	8	3	9	2
8	7	5	3	2	6	9	4	1
2	6	1	8	4	9	7	5	3
9	4	3	5	1	7	8	2	6
6	9	7	4	3	2	5	1	8
1	3	2	9	8	5	6	7	4
5	8	4	6	7	1	2	3	9

319

1	5	7	2	4	3	9	6	8
2	4	9	8	1	6	7	3	5
6	8	3	5	9	7	1	2	4
9	6	5	4	3	2	8	1	7
4	2	8	6	7	1	5	9	3
3	7	1	9	5	8	2	4	6
5	1	2	3	8	4	6	7	9
7	9	4	1	6	5	3	8	2
8	3	6	7	2	9	4	5	1

320

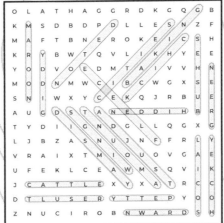

321

(Kakuro-style grid)

		6	4	8		4	7	8
		3	1	9	8	2	5	6
		2	5	1		9	8	1 4
			6	9			7	4 5
		4	8	2	7	5	9	3
		1		6	2			8 5
		9	7	5	2	4		7 5
		5	4	8		8	5	1

322

7	5	3	2	4	9	6	8	1
2	4	6	1	7	8	3	5	9
1	8	9	6	3	5	2	4	7
6	3	5	7	8	2	9	1	4
9	2	4	5	1	6	7	3	8
8	1	7	3	9	4	5	6	2
4	7	8	9	5	3	1	2	6
3	6	1	8	2	7	4	9	5
5	9	2	4	6	1	8	7	3

323

N	P	H	C	P	L	A	N	K	D	E	D	D	O	N
O	F	O	B	R	G	R	O	U	P	S	N	X	F	J
T	C	H	A	R	M	T	U	C	E	I	L	M	T	D
T	Q	H	A	P	N	E	A	L	P	U	Z	Z	L	E
O	O	K	A	I	E	L	B	C	G	U	L	C	E	E
C	B	I	O	D	L	A	Q	S	L	D	A	Q	V	I
I	J	P	C	S	T	L	T	X	F	R	C	K	N	I
F	J	Y	L	I	M	A	F	A	E	I	C	X	O	N
U	T	B	O	N	G	N	P	N	Q	H	Z	K	I	J
I	R	V	D	I	I	K	E	T	G	N	O	L	B	O
E	B	O	Y	L	I	T	Z	J	H	N	Z	X	G	J
V	G	J	A	J	A	I	C	W	U	S	H	D	K	M
A	U	K	Q	D	B	O	U	N	D	A	E	I	O	T
P	J	G	R	U	S	I	V	O	P	T	W	E	L	F

324

6	4	2	3	7	5	1	9	8
9	7	3	6	8	1	5	4	2
1	8	5	2	4	9	6	7	3
4	1	9	5	2	8	7	3	6
5	6	7	1	3	4	8	2	9
2	3	8	7	9	6	4	1	5
3	5	1	9	6	7	2	8	4
7	2	4	8	5	3	9	6	1
8	9	6	4	1	2	3	5	7

325

4	1	6	8	5	9	2	3	7
5	2	7	1	4	3	9	6	8
8	9	3	6	7	2	1	4	5
2	4	8	3	9	1	7	5	6
3	7	9	2	6	5	4	8	1
6	5	1	4	8	7	3	9	2
7	6	2	5	3	4	8	1	9
9	8	4	7	1	6	5	2	3
1	3	5	9	2	8	6	7	4

326

4	1	9	7	5	2	6	3	8
3	8	5	6	4	1	7	9	2
6	2	7	9	8	3	4	1	5
5	9	1	4	2	7	8	6	3
8	7	4	5	3	6	9	2	1
2	6	3	8	1	9	5	7	4
7	3	8	1	6	5	2	4	9
9	5	2	3	7	4	1	8	6
1	4	6	2	9	8	3	5	7

327

NOTICE — O E N I C T
BURDEN — D E R U B N
FLIES — S E L F I
PRIDE — I E R D P
MONEY — N E O Y M
SMILING — I N G M S I L
VISIT — S I T I V
USING — N G I U S
BRIGHT — B G H I R T
LIVELY — Y I V L E L

328

N	L	T	I	A	I	S	O	O
T	I	S	O	O	L	N	A	I
S	I	A	O	I	O	L	N	T
I	T	L	N	O	I	A	O	S
A	O	O	S	L	N	I	T	I
I	S	O	I	N	O	T	L	A
L	O	N	A	I	T	I	S	O
O	A	I	L	T	S	O	I	N
O	N	I	T	S	A	O	I	L

ISOLATION

329

9	3	8	4	5	7	6	1	2
7	2	4	1	6	9	8	3	5
5	6	1	2	3	8	4	7	9
2	5	6	9	7	3	1	4	8
4	8	3	5	1	2	9	6	7
1	7	9	6	8	4	2	5	3
3	1	5	8	9	6	7	2	4
8	4	7	3	2	1	5	9	6
6	9	2	7	4	5	3	8	1

330

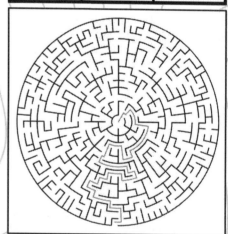

5♦	7♠	9♣
J♠	7♥	4♦
6♦	7♦	8♥

331

E	Y	S	U	S	B	P	A	X	X
L	I	H	R	I	R	H	N	L	
N	E	E	D	E	E	F	T	W	
J	O	Y	E	G	T	L	I	C	E
N	D	C	N	C	N	O	P	G	W
L	S	N	I	T	M	M	A	O	Q
L	C	P	U	K	N	E	Q	X	U
I	H	T	R	E	K	K	F	P	R
H	G	E	M	G	J	T	F	X	E
Y	S	S	V	O	W	P	R	E	F

332

5	2	7	3	9	4	6	1	8
4	1	6	7	2	8	3	5	9
8	9	3	6	1	5	2	4	7
6	5	8	4	7	2	1	9	3
2	4	9	8	3	1	7	6	5
7	3	1	5	6	9	4	8	2
3	6	4	9	5	7	8	2	1
9	7	2	1	8	6	5	3	4
1	8	5	2	4	3	9	7	6

333

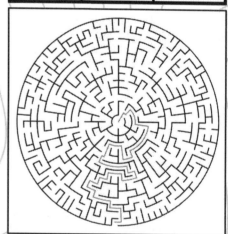

334

L	Q	U	X	T	R	Z	C	W	C	O	E	X	X	U
H	P	G	R	E	Y	O	O	Y	H	U	U	A	V	
J	F	E	V	B	A	L	E	S	Q	E	D	D	R	D
I	H	E	W	S	Z	K	E	I	W	D	S	D	E	T
H	L	N	T	Y	C	R	N	U	I	H	E	Y	T	Z
C	B	S	T	O	F	U	Z	C	A	T	A	E	R	E
Y	Z	U	J	E	Q	J	T	R	U	R	E	V	F	H
X	C	P	S	E	L	Z	P	M	F	T	H	R	H	T
K	G	E	R	H	P	H	E	H	J	Q	O	T	A	I
Y	M	A	V	N	E	R	G	M	L	V	R	S	H	A
P	C	U	E	I	A	S	O	A	E	I	X	A	R	
S	R	C	K	V	N	C	R	Z	E	H	S	T	G	U
L	T	R	V	C	Y	P	R	Z	E	I	O	L	B	G
X	B	D	F	Q	U	C	J	Z	S	X	J	Y	Y	U
R	L	W	D	Z	J	Q	Z	S	L	S	D	A	O	R

335

3	7	9	6	2	1	4	8	5
6	4	8	3	5	7	2	9	1
2	1	5	4	9	8	3	6	7
4	5	1	8	7	2	6	3	9
7	8	3	5	6	9	1	2	4
9	2	6	1	4	3	5	7	8
5	3	4	7	8	6	9	1	2
8	6	2	9	1	4	7	5	3
1	9	7	2	3	5	8	4	6

336

3	5	4	7	8	1	2	6	9
1	6	7	2	3	9	5	4	8
8	2	9	6	4	5	1	3	7
4	7	1	9	2	6	8	5	3
2	8	6	5	1	3	7	9	4
5	9	3	8	7	4	6	2	1
9	1	8	4	6	7	3	2	5
6	4	2	3	5	8	9	7	1
7	3	5	1	9	2	4	8	6

337
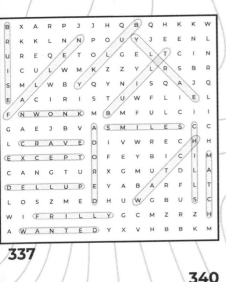

338
R	S	A	R	I	E	N	T
I	E	T	N	R	R	S	A
A	R	I	T	R	N	E	S
E	N	S	R	A	R	T	I
R	I	E	S	N	T	A	R
N	T	R	A	S	I	R	E
T	A	R	I	E	S	R	N
S	R	N	E	T	A	I	R

RESTRAIN

339
3	5	4	8	1	9	7	6	2
2	8	9	4	6	7	3	5	1
7	1	6	5	3	2	9	8	4
1	3	2	7	9	5	6	4	8
4	6	5	3	2	8	1	7	9
8	9	7	1	4	6	2	3	5
5	7	3	2	8	1	4	9	6
6	4	1	9	5	3	8	2	7
9	2	8	6	7	4	5	1	3

340
3	8	7	1	5	6	4	9	2
1	2	4	3	7	9	5	8	6
5	9	6	2	4	8	7	1	3
4	7	2	8	3	1	6	5	9
6	5	3	7	9	2	1	4	8
8	1	9	5	6	4	2	3	7
9	4	5	6	2	3	8	7	1
7	6	1	9	8	5	3	2	4
2	3	8	4	1	7	9	6	5

341
5	7	8	4	6	9	2	1	3
2	9	1	5	3	8	7	4	6
3	6	4	1	2	7	8	5	9
1	5	7	9	4	2	3	6	8
8	3	9	6	5	1	4	2	7
4	2	6	7	8	3	1	9	5
6	1	5	3	7	4	9	8	2
7	4	2	8	9	6	5	3	1
9	8	3	2	1	5	6	7	4

342
WHERE — WEERH
PAUSE — PAUSE
CRAFTY — TAFRYC
POWERS — ESOPWR
GIFTED — ETGFID
CASTLE — ATCLES
SEATS — SETSA
REPAIR — APREIR
DIRTY — TYDRI
BROTHER — OTEHRRB

343
1	7	5	2	4	9	6	3	8
9	2	6	3	7	8	4	1	5
3	8	4	6	1	5	7	9	2
5	6	1	7	2	4	9	8	3
2	4	3	9	8	1	5	6	7
7	9	8	5	3	6	1	2	4
6	3	2	4	9	7	8	5	1
4	1	9	8	5	3	7	6	2
8	5	7	1	6	3	2	4	9

344
S	A	E	Y	J	P	E	D	S	L
T	N	R	N	K	E	Z	I	I	D
A	E	S	H	O	R	I	B	N	O
A	S	U	R	J	T	G	L	E	H
U	J	R	C	E	X	Z	A	G	O
Q	O	T	I	R	A	S	N	D	R
S	S	U	O	O	Z	T	F	G	I
A	A	M	E	D	R	W	A	W	G
K	N	A	C	A	R	A	T	C	H
U	M	H	K	M	W	T	A	M	H

345
5♦	J♥	6♦
7♦	5♥	9♠
9♠	6♥	6♥

346
1	5	7	8	6	9	3	4	2
4	8	9	2	3	5	7	6	1
2	3	6	1	4	7	9	8	5
7	9	1	4	8	2	5	3	6
5	4	2	6	7	3	8	1	9
3	2	5	7	1	4	6	9	8
6	7	4	5	9	8	1	2	3
9	1	8	3	2	6	4	5	7

347
(Kakuro puzzle grid)

348
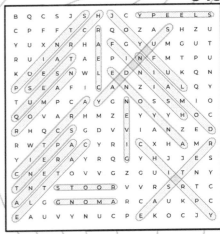

349

9	6	7	1	4	2	8	5	3
5	4	3	6	7	8	9	2	1
8	1	2	3	5	9	6	7	4
1	5	9	8	2	3	4	6	7
2	3	4	7	9	6	5	1	8
6	7	8	4	1	5	3	9	2
4	9	6	2	3	1	7	8	5
3	2	5	9	8	7	1	4	6
7	8	1	5	6	4	2	3	9

350

2	5	4	6	1	7	8	3	9
8	7	6	4	3	9	1	2	5
9	1	3	5	8	2	4	7	6
6	3	1	8	9	5	7	4	2
4	2	8	7	6	3	5	9	1
5	9	7	1	2	4	6	8	3
3	8	5	9	7	6	2	1	4
1	6	9	2	4	8	3	5	7
7	4	2	3	5	1	9	6	8

351

X	X	S	R	S	U	B	R	X	O	N	X	X	G	W
C	P	M	O	E	Y	C	W	A	C	Q	S	R	E	U
H	H	L	C	M	H	A	M	O	D	A	I	U	V	H
K	H	O	Q	O	H	L	R	O	R	V	O	P	O	D
Z	J	W	I	S	L	D	E	R	V	I	O	Q	Z	D
G	Y	N	H	N	E	O	E	T	U	P	F	B	E	X
S	D	O	C	H	D	C	R	E	U	R	L	Y	I	S
Z	A	K	T	E	X	Y	D	E	N	R	N	U	K	M
Z	X	S	I	S	T	E	R	N	E	G	I	C	S	H
W	Y	R	W	Z	C	N	M	Z	E	R	U	M	T	H
R	L	X	D	S	A	N	D	A	L	S	I	Z	D	
K	D	I	S	L	A	N	D	E	V	A	E	V	K	B	Y
T	E	K	R	A	M	F	E	L	I	F	T	E	D	A
J	K	V	S	U	C	O	F	O	R	G	H	W	E	K

352

8	5	4	2	7	6	3	1	9
2	9	6	1	3	4	8	7	5
3	1	7	8	5	9	2	4	6
4	2	5	3	1	8	6	9	7
6	3	8	4	9	7	5	2	1
1	7	9	6	2	5	4	3	8
5	4	1	7	6	3	9	8	2
7	6	3	9	8	2	1	5	4
9	8	2	5	4	1	7	6	3

353

CLOTH — OCHTL
HIKING — KINHIG
SURGEON — UNGROSE
PLUMBER — LBPUERM
CHAIR — HACRI
RULER — EURLR
HEAVY — VAYEH
ASSURED — ASRUSDE
FRILLY — YLLIRF
MARCH — RMCAH

354

7	9	4	2	5	8	1	3	6
6	1	8	4	9	3	2	5	7
2	3	5	6	7	1	8	4	9
3	5	2	8	6	9	7	1	4
9	4	7	1	3	2	5	6	8
1	8	6	7	4	5	9	2	3
4	6	1	9	2	7	3	8	5
5	2	9	3	8	6	4	7	1
8	7	3	5	1	4	6	9	2

355

D	E	S	S	R	R	P	U	I
S	R	I	P	U	D	E	S	R
U	S	E	R	D	I	R	P	S
E	S	R	I	P	R	U	S	D
I	U	P	D	R	S	R	E	S
R	P	D	R	S	U	S	I	E
R	I	U	S	S	E	D	R	P
P	R	S	U	E	S	I	D	R
S	D	R	E	I	P	S	R	U

SURPRISED

356

3	8	7	6	1	5	4	2	9
9	2	4	3	7	8	5	1	6
5	1	6	2	4	9	7	3	8
4	7	2	9	3	1	6	8	5
1	5	8	7	6	2	3	9	4
6	9	3	5	8	4	1	7	2
2	3	5	1	9	6	8	4	7
7	4	9	8	5	3	2	6	1
8	6	1	4	2	7	9	5	3

357

2	6	8	5	3	7	1	4	9
7	4	9	2	6	1	3	8	5
1	3	5	8	4	9	2	6	7
6	5	1	3	9	4	7	2	8
3	8	4	7	5	2	6	9	1
9	2	7	6	1	8	4	5	3
5	1	6	4	8	3	9	7	2
4	7	3	9	2	5	8	1	6
8	9	2	1	7	6	5	3	4

358

4♣	8♠	9♠
J♥	3♣	8♣
7♥	J♦	4♣

359

G	U	R	R	Y	P	C	H	Y	M
R	O	M	E	E	E	Z	F	M	V
R	U	N	F	W	O	D	N	A	A
S	J	D	V	U	I	M	O	N	T
D	A	W	T	D	W	Y	M	E	D
A	M	O	E	W	R	T	T	H	V
G	W	U	D	D	I	S	T	O	R
E	D	L	A	S	O	I	S	Y	N
E	A	S	F	V	Z	A	S	B	T
M	A	I	L	A	I	T	H	E	S

360

O	R	G	T	R	A	N	A
A	A	R	N	O	T	R	G
R	A	R	A	G	O	T	N
T	G	N	O	A	A	R	R
A	N	T	R	A	R	G	O
G	O	A	R	N	R	A	T
N	T	O	A	R	G	A	R
R	R	A	G	T	N	O	A

ARROGANT

361

4	1	3	2	9	7	6	8	5
6	7	8	5	1	4	3	9	2
5	2	9	6	3	8	4	1	7
2	4	6	9	5	3	8	7	1
3	8	1	4	7	2	9	5	6
7	9	5	1	8	6	2	3	4
9	6	7	3	4	5	1	2	8
1	5	4	8	2	9	7	6	3
8	3	2	7	6	1	5	4	9

362

```
P G B T H G I N K C P G P A H
W M S Y N D O Y X Z C Z H V C
Y E E D A S Y A L U R H A E N
R M C E G G H I H Y U N E M B
D A U D E N Z B P M J R O C D
A O T O I R F I A F E I A S K
U U N V B E K N Y G R R S U K
R N Y T I U P A E M R J Z N D
Q F H O R M B K L Q A B T G N
E N U E I E O W G F W R A S T
J L N E H H J M D T B Y T
T T E I P H L C U D E M A N G
H D M S K M O I D I V R Y J D
```

363

2	4	9	5	1	3	8	7	6
1	5	7	6	9	8	3	2	4
8	3	6	4	2	7	1	9	5
4	1	8	3	7	5	2	6	9
9	7	5	2	8	6	4	3	1
3	6	2	9	4	1	5	8	7
7	2	4	1	3	6	9	5	8
5	9	3	8	6	4	7	1	2
6	8	1	7	5	2	9	4	3

364

5	2	8	3	9	4	1	6	7
6	9	3	5	1	7	4	2	8
4	1	7	6	8	2	5	3	9
9	3	5	4	2	1	8	7	6
1	7	6	8	3	5	2	9	4
2	8	4	9	7	6	3	1	5
7	5	9	2	4	3	6	8	1
3	6	1	7	5	8	9	4	2
8	4	2	1	6	9	7	5	3

365

```
A J Q Q B W L Y Y S I G N E D
T U N R A M K J Z H F A O W
D I S M I P R B R D L K B P
N Y C Z C C Q A Y M I N G Q R L Y
H O U D E S J O R H L R N I E
L C N X C U P R E M H O P A W
S C A A O G S B P S T B K T X
Z S I S T H G I V Q E T R W
X K V Z T N J T D N P Y S
U E E V N L A D N A S F E M
K D O O J Y E P Z T Y X L D Q
S S H H B O W H N C M U S T Y
L E I G H T Y N C B E A V N Q
```

366

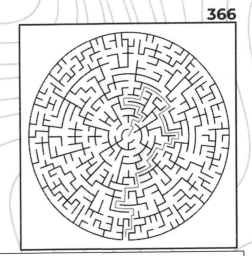

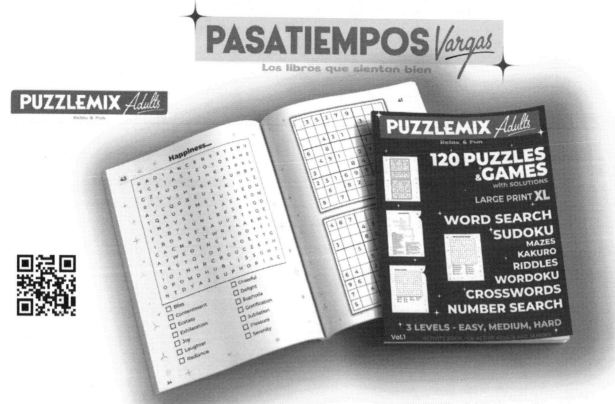
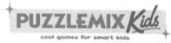
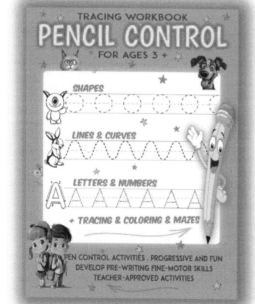

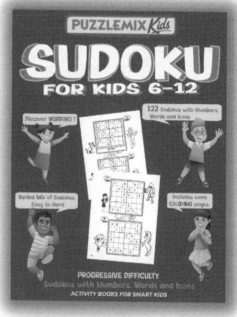
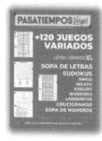

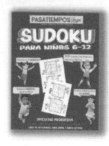

Made in the USA
Columbia, SC
26 September 2024

43110101R00078